Casos Clínicos:
MEDICINA INTERNA & CARDIOLOGIA

2ª Edição

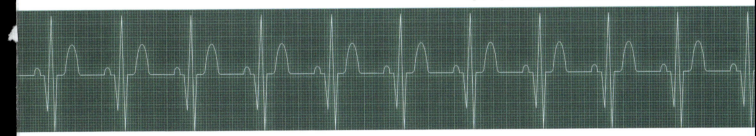

Casos Clínicos:
MEDICINA INTERNA & CARDIOLOGIA

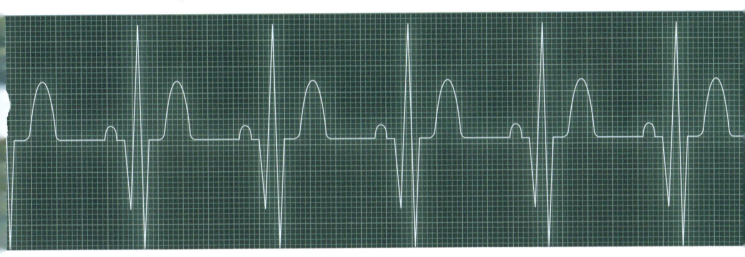

Flávio E. Nácul
Nathália Rodrigues da Silva
Laura Lino P. Machado
Maria Fernanda B. B. da Silveira
Alexandre Bandeira
Henrique Veiga da C. Silva
Alexandre Rouge
Marcelo Assad

2ª Edição

2024

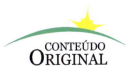

Casos Clínicos: Medicina Interna & Cardiologia

Produção editorial, projeto gráfico, diagramação e capa: MKX EDITORIAL

© 2024 Editora dos Editores
Todos os direitos reservados. Nenhuma parte deste livro poderá ser reproduzida, sejam quais forem os meios empregados, sem a permissão, por escrito, das editoras.
Aos infratores aplicam-se as sanções previstas nos artigos 102, 104, 106 e 107 da Lei no 9.610, de 19 de fevereiro de 1998.

Editora dos Editores
São Paulo: Rua Marquês de Itu, 408 - sala 104
Centro.
(11) 2538-3117
Rio de Janeiro: Rua Visconde de Pirajá, 547 - sala 1121
Ipanema.
www.editoradoseditores.com.br

Impresso no Brasil
Printed in Brazil
1ª impressão – 2024

Este livro foi criteriosamente selecionado e aprovado por um Editor científico da área em que se inclui. A Editora dos Editores assume o compromisso de delegar a decisão da publicação de seus livros a professores e formadores de opinião com notório saber em suas respectivas áreas de atuação profissional e acadêmica, sem a interferência de seus controladores e gestores, cujo objetivo é lhe entregar o melhor conteúdo para sua formação e atualização profissional.
Desejamos-lhe uma boa leitura!

Dados Internacionais de Catalogação na Publicação (CIP)
(Câmara Brasileira do Livro, SP, Brasil)

Casos clínicos : medicina interna & cardiologia. -- 2. ed. -- São Paulo : Editora dos Editores, 2024.

Vários colaboradores.
ISBN 978-65-6103-025-0

1. Cardiologia - Estudo de casos 2. Cardiologia - Estudo e ensino 3. Casos clínicos

24-212820

CDD-616.12
NLM-WG-100

Índices para catálogo sistemático:
1. Cardiologia : Medicina   616.12

Eliane de Freitas Leite - Bibliotecária - CRB 8/8415

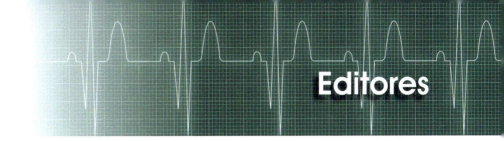

Editores

Flávio Eduardo Nácul

Doutor em Medicina pela Universidade do Estado do Rio de Janeiro (UERJ). *Fellowship* em Medicina Intensiva pela Lahey Clinic & Tufts University, Boston-EUA. *Fellowship* em Pesquisa pela Friedrich Schiller University, Jena-Alemanha. Título de Especialista em Terapia Intensiva pela Associação de Medicina Intensiva Brasileira (AMIB). UTI do Hospital Universitário da Universidade Federal do Rio de Janeiro (UFRJ). Unidade Semi-intensiva do Hospital Pró-cardíaco. UTI do Hospital Federal de Ipanema, Rio de Janeiro-RJ. Diretor Científico da AMIB.

Nathália Rodrigues da Silva

Título de Especialista pela Sociedade Brasileira de Cardiologia (SBC). Unidade Coronariana da Casa de Saúde São José. Unidade Semi-intensiva do Hospital Pró-Cardíaco, Rio de Janeiro-RJ.

Laura Lino P. Machado

Título de Especialista pela Sociedade Brasileira de Cardiologia (SBC). Unidade Semi-intensiva do Hospital Pró-Cardíaco. Unidade Cardiointensiva do Hospital São Lucas, Rio de Janeiro-RJ.

Maria Fernanda Baylão Bueno da Silveira

Residência Médica em Clínica Médica no Hospital Universitário Sul-Fluminense, Vassouras-RJ. Residência Médica em Cardiologia e em Ecocardiografia no Hospital Pró-Cardíaco, Rio de Janeiro-RJ. Unidade Semi-intensiva e Serviço de Ecocardiografia do Hospital Pró-Cardíaco.

Alexandre Bandeira

Título de Especialista pela Sociedade Brasileira de Cardiologia (SBC). Residência Médica e Pós-Graduação em Cardiologia na Santa Casa de Misericórdia, Rio de Janeiro-RJ. Unidade Semi-intensiva do Hospital Pró-Cardíaco, Rio de Janeiro-RJ.

Henrique Veiga da Costa Silva

Título de Especialista pela Sociedade Brasileira de Cardiologia (SBC). Residência em Clínica Médica pelo Hospital Central do Exército (RJ). Residência em Cardiologia pela Universidade Estadual do Rio de Janeiro (UERJ). Residência em Ecocardiografia pelo Hospital Pró-Cardíaco, Rio de Janeiro-RJ. Unidade Semi-Intensiva e Unidade Cardiointensiva do Hospital Pró Cardíaco.

Alexandre Rouge Felipe

Mestre em Cardiologia pela Universidade Federal do Rio de Janeiro (UFRJ). Título de Especialista pela Sociedade Brasileira de Cardiologia (SBC). Título de Especialista em Medicina Intensiva pela Associação de Medicina Intensiva Brasileira (AMIB). Coordenador Assistencial e Vice-Diretor do Instituto Nacional de Cardiologia. Unidade Semi-intensiva do Hospital Pró-Cardíaco, Rio de Janeiro-RJ.

Marcelo Heitor Vieira Assad

Mestre em Cardiologia pela Universidade do Estado do Rio de Janeiro (UERJ), Rio de Janeiro -RJ. *Fellow* do American College of Cardiology. *Fellow* do European Society of Cardiology. Título de Especialista em Cardiologia pela Sociedade Brasileira de Cardiologia (SBC). Título de Especialista em Terapia Intensiva pela Associação de Medicina Intensiva Brasileira (AMIB). Coordenador do Serviço de Lípides e Diabete do Instituto Nacional de Cardiologia (INC), Rio de Janeiro-RJ. Presidente da Sociedade de Cardiologia do Estado do Rio de Jaeiro (SOCERJ).

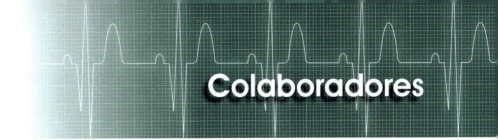

Colaboradores

Alice Garcia Viega dos Santos
Hospital Pró-Cardíaco, Rio de Janeiro-RJ, Hospital Niterói D'Or, Niterói-RJ.

Ana Luiza Ferreira Sales
Hospital Pró-Cardiaco, Hospital Universitário Pedro Ernesto da Universidade do Estado do Rio de Janeiro (UERJ) e Instituto Nacional de Cardiologia, Rio de Janeiro-RJ.

Ana Rita Rocha de Azeredo Coutinho
Hospital Pró-Cardíaco, Hospital Rios D'Or e Hospital Copa Star, Rio de Janeiro-RJ.

Bruna Cerbino de Souza
Hospital Pró-Cardíaco, Rio de Janeiro-RJ.

Brysa Paiva Cruz
Hospital Pró-Cardíaco, Rio de Janeiro-RJ.

Cecília Vidal
Hospital Pró-Cardíaco, Rio de Janeiro-RJ.

Daniel de França Damasceno Junior
Hospital Universitário Clementino Fraga Filho da Universidade Federal do Rio de Janeiro (UFRJ), Rio de Janeiro-RJ.

Daniel Setta
Hospital Pró-Cardíaco e Hospital Universitário Pedro Ernesto da Universidade do Estado do Rio de Janeiro (UERJ), Rio de Janeiro-RJ.

Eric Costa de Almeida
Hospital Universitário Pedro Ernesto da Universidade do Estado do Rio de Janeiro (UERJ) e Hospital Pró-Cardíaco, Rio de Janeiro-RJ.

Felipe Kessler Pereira
Hospital Pró-Cardíaco e Hospital Itaipu, Niterói-RJ.

Fernando Oswaldo Dias Rangel
Hospital Pró-Cardiaco e Instituto Nacional de Cardiologia, Rio de Janeiro, RJ.

Flávia Fialho
Complexo Américas e Hospital Pró-Cardíaco, Rio de Janeiro-RJ.

Flávio Luis da Costa Junior
Hospital Pró-Cardiaco, Rio de Janeiro-RJ.

Hélder Konrad de Melo
Hospital Pró-Cardíaco, Hospital Copa Star e Hospital Federal dos Servidores do Estado, Rio de Janeiro-RJ.

Jéssica Rizkalla Corrêa Medeiros
Hospital Pró-Cardiaco e Complexo Américas, Rio de Janeiro-RJ.

José Galvão Alves
Hospital Pró-Cardíaco, Rio de Janeiro-RJ.

Júlia Paulo Mourilhe Rocha
Hospital Pró-Cardíaco e Complexo Américas, Rio de Janeiro-RJ.

Júlia Pires dos Reis Maia
Hospital Pró-Cardíaco, Rio de Janeiro-RJ.

Larissa Navega Souza Morse de Araújo
Hospital Pró-Cardíaco, Rio de Janeiro-RJ e Complexo Hospitalar de Niteroi, Niteroi-RJ.

Laura Moita Sforza
Hospital Universitário Clementino Fraga Filho da Universidade Federal do Rio de Janeiro (UFRJ), Rio de Janeiro-RJ.

Louise Freire
Hospital Pró-Cardiaco e Clínica São Vicente, Rio de Janeiro-RJ.

Marcelle Pereira de Menezes Camara
Hospital Pró-Cardíaco, Hospital Quinta D'Or, Rio de Janeiro-RJ.

Marcelo Luiz da Silva Bandeira
Hospital Pró-Cardíaco, Instituto Nacional do Câncer, Departamento de Clínica Médica da Universidade do Estado do Rio de Janeiro (UERJ), Rio de Janeiro-RJ.

Marye dos Santos Xavier Dias
Hospital Pró-Cardíaco, Rio de Janeiro-RJ.

Natália da Silva Pais
Hospital Pró-Cardíaco, Rio de Janeiro-RJ.

Nathália Ferreira Palomo Valle
Hospital Pró-Cardíaco, Rio de Janeiro-RJ.

Pedro Behr
Hospital Santa Casa, Porto Alegre-RS.

Rafael Sigaud
Hospital Universitário Clementino Fraga Filho da Universidade Federal do Rio de Janeiro (UFRJ), Rio de Janeiro-RJ.

Ricardo Mendes Carneiro
Complexo Américas, Rio de Janeiro-RJ.

Roberta Siuffo Schneider Duque
Hospital Pró-Cardíaco e Hospital Universitário Pedro Ernesto da Universidade do Estado do Rio de Janeiro (UERJ), Rio de Janeiro-RJ.

Thiago Burgarelli
Hospital Pró-Cardíaco, Rio de Janeiro-RJ.

Thiago Matos Barcellos
Hospital Pró-Cardíaco, Complexo Américas e Ipanema Health Club, Rio de Janeiro-RJ, e Universidade Iguaçu, Nova Iguaçu-RJ.

Dedicatórias

Dedico aos mesus pais, Lilian e Jacob, minha esposa, Alessandra, e meus filhos, Mariana e Rafael, com amor. (FEN)

Dedico aos meus pais, meus maiores incentivadores, Maria e Newton, à minha irmã e ao meu cunhado, Maria Carolina e Daniel, ao meu marido, Sidney, e aos meus mestres, fundamentais na minha formação. (NRS)

Dedico à minha família pelo apoio e inspiração. Aos meus pais Áurea e Mario, irmãos Diogo e Clarissa e sobrinhas, Júlia e Luisa. Ao exemplo de retidão e amor de minha Vó Rosa e aos Professores que tive a sorte de encontrar nessa vereda. (LLPM)

Aos meus pais, Lucia Helena e José Secundino, à minha irmã, Maria Paula, à minha pequena e amada sobrinha Júlia, e ao meu companheiro e incentivador de todos os dias, Helder Konrad. (MFBBS)

Dedico para a minha esposa Carla e filha Maria Eduarda. (AB)

Dedico a toda minha família - em especial a minha esposa Renata por todo incentivo, meus pais Eliane e Edson pelo exemplo, meus irmãos e sobrinhos pela parceria, e meu filho Gustavo por dar sentido e propósito nas conquistas. (HVCS)

Dedico à Deus, meus pais, minha companheira de jornada, motivadora e esposa amada Christine, minha filha querida e motivo de alegrias Carolina e aos mestres que me formaram. (AR)

Dedico ao meu pai José, meu exemplo profissional, minha mãe Lucia, exemplo de amor, Adriana, minha esposa e companheira de todas as horas, e aos meus filhos, alegria da minha vida, Maria Antonia e João Marcelo. (MA)

Agradecimentos

Agradecemos a todos que direta ou indiretamente colaboraram com a elaboração deste livro, em especial a Editora dos Editores, Alexandre Massa Rzezinski e Kadu Barrini. Gostaríamos também de agradecer à excepcional equipe multiprofissional com quem temos o prazer de trabalhar, incluindo os grupos de Enfermagem, Fisioterapia, Assistência Social, Fonoaudiologia, Psicologia, Nutrição, Secretaria e Limpeza, especialmente Cristiane Cabral, Beatrice Lima, Bianca Jannibelli, Gláucia Vieira e Marivaldo Rodrigues.

Prefácio

Prezado(a) Leitor(a), há pouco mais de 2 anos, em Fevereiro de 2022, Flávio E. Nácul, Laura Lino P. Machado, Maria Fernanda B. B. da Silveira e Marcelo Assad lançavam *Casos Clínicos: Medicina Interna & Cardiologia*. Essa primeira edição era composta por 132 casos clínicos que reuniam narrativas médicas do "Mundo Real", compiladas pelos autores ao longo de anos de experiência e vivência profissional adquiridas em diversos hospitais públicos e privados do Rio de Janeiro-RJ. O reconhecimento da classe médica foi extraordinário e, por essa razão, fez-se mais do que necessária a publicação da "Segunda Edição", a qual tenho o imenso prazer e o incontido orgulho de prefaciar.

Desta feita, os quatro Editores associaram-se a mais quatro Editores: Nathália Rodrigues da Silva, Alexandre Bandeira, Henrique Veiga da C. Silva e Alexandre Rouge e produziram uma obra ainda mais completa e representativa do dia-a-dia da nobilíssima medicina, de forma extremamente didática e com um conteúdo pedagógico inestimável; em prol da excelência assistencial.

O binômio ensino-aprendizado, nos tempos contemporâneos, tem se utilizado de inúmeras "Ferramentas" que, resumidamente, envolvem tecnologias da informação e da comunicação, notadamente veiculadas por plataformas virtuais. Pesquisas básica e clínica, além de Diretrizes, geram o conhecimento científico e alicerçam as boas práticas assistenciais. Entretanto, a transmissão do conhecimento e, portanto, o ensino, tem nas "Narrativas", seguramente, um valiosíssimo instrumento.

Estou certo de que *Casos Clínicos : Medicina Interna & Cardiologia – 2ª Edição* representa uma enorme contribuição à formação e à qualificação profissional médica.

Agradeço, em meu nome e em nome de todos os leitores a Flávio, Laura, Maria Fernanda, Marcelo, Nathália, Alexandre, Henrique e Alexandre por mais essa contribuição à literatura médica.

Boa Leitura!

Luiz Antonio de Almeida Campos
MD, MSc, TESBC, TEAMIB, FACC, FESC

Apresentação

Depois do grande sucesso da primeira edição do livro *Casos Clínicos: Medicina Interna e Cardiologia*, os autores apresentam a segunda edição com um maior numero de editores e de colaboradores. A obra é composta por uma seleção de cenários clínicos do dia a dia que desafiam os médicos na sua capacidade de fazer o diagnóstico e escolher a melhor estratégia terapêutica. Todos os casos são apresentados resumidamente e acompanhados por um comentário breve, objetivo e didático, além de recomendar uma referência de alta importância. É desejo dos editores que esse livro estimule os seus leitores a estudar mais e que desenvolvam o exercício da arte da Medicina. Através de uma leitura leve e agradável, o livro permite uma revisão de temas importantes da Medicina Interna e Cardiologia e, certamente, será uma ferramenta muito útil na difícil missão do médico em atender seus pacientes com qualidade, ética e humanidade.

Os Editores

Sumário

Parte 1

1 Neurologia, 1
Caso 1, 3
  Cecilia Vidal
Caso 2, 6
  Cecilia Vidal
Caso 3, 7
  Cecilia Vidal
Caso 4, 10
  Cecilia Vidal

2 Lipídios, 11
Caso 5, 13
  Marcelo Assad
Caso 6, 14
  Marcelo Assad
Caso 7, 15
  Marcelo Assad
Caso 8, 17
  Marcelo Assad
Caso 9, 18
  Marcelo Assad
  Paulo Behr

3 Miscelânea I, 21
Caso 10, 23
  Thiago Matos Barcellos
Caso 11, 24
  Flávia Fialho
Caso 12, 26
  Flávia Fialho

4 Sepse, 27
Caso 13, 29
  Laura Moita Sforza
Caso 14, 31
  Laura Moita Sforza
Caso 15, 32
  Rafael Sigaud
Caso 16, 33
  Rafael Sigaud
Caso 17, 34
  Rafael Sigaud
Caso 18, 36
  Daniel Damasceno
Caso 19, 37
  Daniel Damasceno

Parte 2

5 Miscelânea II, 39
Caso 20, 41
  Flávio E. Nácul
  Alice Viega
Caso 21, 43
  Flávio E. Nácul
  Alice Viega
Caso 22, 44
  Flávio E. Nácul
  Alice Viega

6 Miscelânea III, 47
Caso 23, 49
  Flávio E. Nácul
  Alice Viega
Caso 24, 50
  Flávio E. Nácul
  Alice Viega

7 Gastroenterologia, 53
Caso 25, 55
  Bruna Cerbino de Souza
  José Galvão-Alves
Caso 26, 57
  Bruna Cerbino de Souza
  José Galvão-Alves
Caso 27, 59
  Bruna Cerbino de Souza
  José Galvão-Alves
Caso 28, 61
  Bruna Cerbino de Souza
  José Galvão-Alves
Caso 29, 63
  Bruna Cerbino de Souza
  José Galvão-Alves
Caso 30, 65
  Bruna Cerbino de Souza
  José Galvão-Alves

8 Fibrilação Atrial, 67
Caso 31, 69
  Ricardo Carneiro
Caso 32, 70
  Ricardo Carneiro
Caso 33, 72
  Ricardo Carneiro
Caso 34, 74
  Ricardo Carneiro

Parte 3

9 Miscelânea IV, 77
Caso 35, 79
  Nathália Rodrigues da Silva
Caso 36, 80
  Nathália Rodrigues da Silva
Caso 37, 81
  Nathália Rodrigues da Silva
Caso 38, 82
  Nathália Rodrigues da Silva
Caso 39, 83
  Felipe Kessler
Caso 40, 85
  Felipe Kessler, 85
Caso 41, 86
  Felipe Kessler
Caso 42, 87
  Ana Rita de Azeredo Coutinho
Caso 43, 88
  Ana Rita de Azeredo Coutinho
Caso 44, 89
  Rafael Sigaud

Parte 4

10 Miscelânea V, 91
Caso 45, 93
  Alexandre Bandeira
Caso 46, 95
  Alexandre Bandeira
Caso 47, 97
  Alexandre Bandeira
Caso 48, 99
  Alexandre Bandeira
Caso 49, 101
  Laura Lino
Caso 50, 102
  Laura Lino
Caso 51, 103
  Laura Lino
Caso 52, 104
  Laura Lino
Caso 53, 105
  Henrique Veiga
Caso 54, 106
  Henrique Veiga
Caso 55, 108
  Henrique Veiga
Caso 56, 110
  Henrique Veiga
Caso 57, 111
  Thiago Matos Barcellos

Parte 5

11 Cardiologia I, 113

Caso 58, 115
Jéssica Rizkalla
Maria Fernanda B. B. da Silveira
Caso 59, 117
Jéssica Rizkalla
Maria Fernanda B. B. da Silveira
Caso 60, 119
Jéssica Rizkalla
Maria Fernanda B. B. da Silveira
Caso 61, 121
Jéssica Rizkalla
Maria Fernanda B. B. da Silveira
Caso 62, 123
Flávio Costa
Maria Fernanda B. B. da Silveira
Caso 63, 125
Flávio Costa
Maria Fernanda B. B. da Silveira
Caso 64, 127
Flávio Costa
Maria Fernanda B. B. da Silveira
Caso 65, 129
Flávio Costa
Maria Fernanda B. B. da Silveira
Caso 66, 131
Daniel Setta
Brysa Paiva Cruz
Caso 67, 132
Daniel Setta
Brysa Paiva Cruz
Caso 68, 133
Daniel Setta
Brysa Paiva Cruz
Caso 69, 135
Daniel Setta
Brysa Paiva Cruz

Parte 6

12 Eletrocardiograma, 137

Caso 70, 139
Fernando Oswaldo Dias Rangel
Marcelle Pereira de Menezes Camara
Caso 71, 141
Fernando Oswaldo Dias Rangel
Marcelle Pereira de Menezes Camara
Caso 72, 142
Fernando Oswaldo Dias Rangel
Marcelle Pereira de Menezes Camara
Caso 73, 144
Fernando Dias Rangel
Marye Xavier Dias
Caso 74, 146
Fernando Dias Rangel
Marye Xavier Dias
Caso 75, 148
Fernando Dias Rangel
Marye Xavier Dias
Caso 76, 150
Alexandre Rouge
Larissa Navega Souza Morse de Araújo
Caso 77, 152
Alexandre Rouge
Larissa Navega Souza Morse de Araújo
Caso 78, 154
Alexandre Rouge
Larissa Navega Souza Morse de Araújo
Caso 79, 156
Alexandre Rouge
Larissa Navega Souza Morse de Araújo
Caso 80, 157
Roberta Schneider
Nathalia Palomo
Caso 81, 158
Roberta Schneider
Nathalia Palomo
Caso 82, 159
Roberta Schneider
Nathalia Palomo
Caso 83, 160
Roberta Schneider
Nathalia Palomo
Caso 84, 162
Ana Luiza Sales
Louise Freire

Caso 85, 164
  Ana Luiza Sales
  Louise Freire
Caso 86, 166
  Ana Luiza Sales
  Louise Freire
Caso 87, 168
  Ana Luiza Sales
  Louise Freire

Parte 7

13 Miscelânea VI, 171

Caso 88, 173
  Marcelo Bandeira
  Natália Pais
Caso 89, 174
  Marcelo Bandeira
  Natália Pais
Caso 90, 175
  Marcelo Bandeira
  Natália Pais
Caso 91, 176
  Marcelo Bandeira
  Natália Pais
Caso 92, 177
  Hélder Konrad de Melo
Caso 93, 178
  Hélder Konrad de Melo
Caso 94, 180
  Hélder Konrad de Melo
Caso 95, 181
  Hélder Konrad de Melo

Caso 96, 182
  Julia Maia
Caso 97, 184
  Julia Maia
Caso 98, 186
  Julia Maia

Parte 8

14 Cardiologia II, 189

Caso 99, 191
  Eric Almeida
Caso 100, 193
  Eric Almeida
Caso 101, 195
  Eric Almeida
Caso 102, 197
  Eric Almeida
Caso 103, 199
  Julia Mourilhe
  Thiago Burgarelli
Caso 104, 201
  Julia Mourilhe
  Thiago Burgarelli
Caso 105, 202
  Julia Mourilhe
  Thiago Burgarelli
Caso 106, 204
  Julia Mourilhe
  Thiago Burgarelli

Parte 1

Neurologia

Capítulo 1

Caso 1

Cecilia Vidal

Paciente feminina, 43 anos, sem comorbidades, admitida na emergência apresentando afasia global, desvio do olhar conjugado para a esquerda e hemiplegia fasciobraquiocrural no lado direito com início 3 horas antes da entrada na emergência. O *National Institute of Health Stroke Scale* (NIHSS) foi calculado em 22. Foram solicitadas tomografia e angiotomografia de crânio (Figuras 1.1 e 1.2) e a paciente foi submetida a trombólise venosa com alteplase seguida por trombectomia mecânica. Depois de três dias, a paciente apresentou rebaixamento do nível de consciência e miose, foi submetida a nova tomografia e encaminhada para o centro cirúrgico para ser submetida à craniotomia frontotemporoparietal de urgência (Figura 1.3). A Figura 1.4 corresponde à tomografia de controle no dia seguinte ao procedimento e a Figura 1.5 é a última imagem antes da alta hospitalar, após um mês de internação.

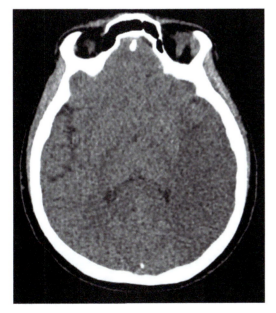

Figura 1.1. Hipodensidade corticossubcortical temporal e parietal esquerda com apagamento de sulcos corticais (ASPECTS = 7).

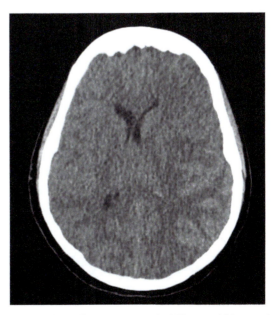

Figura 1.2. Oclusão do segmento M2 da artéria cerebral média esquerda. Observe a presença de menor quantidade de vasos colaterais do que no lado contralateral.

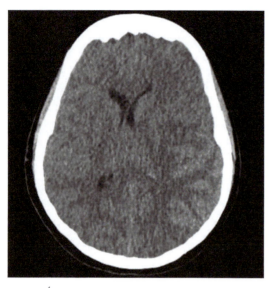

Figura 1.3. Área hipodensa corticossubcortical acometendo lobos frontal, temporal e parietal esquerdos. Observe apagamento de sulcos corticais e compressão do ventrículo lateral correspondente e desvio da linha média em 0,5 cm.

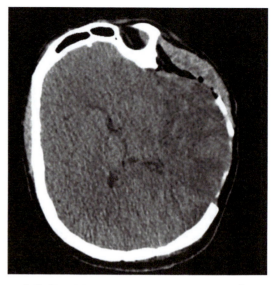

Figura 1.4. Craniotomia frontotemporoparietal à esquerda, área hipodensa subcortical nos lobos frontal, parietal e temporal esquerdos com extensão para a substância branca profunda periventricular ipsilateral e apagamento de sulcos corticais. A compressão sobre o ventrículo lateral está menos evidente em comparação à imagem anterior e não há mais o desvio da linha média.

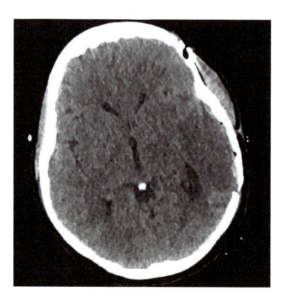

Figura 1.5. Recolocada a calota craniana frontotemporoparietal à esquerda. Persiste a área hipodensa subcortical acometendo os lobos frontal, temporal e parietal esquerdos. Observa-se discreta assimetria de ventrículos laterais e não há desvio de linha média.

Comentário

A paciente acima apresentou um acidente vascular cerebral (AVC) isquêmico com oclusão da artéria cerebral média (ACM) esquerda no segmento proximal, também conhecido como AVC hemisférico ou AVC maligno de ACM. Os achados no exame físico foram quantificados através do NIHSS enquanto a extensão da área de hipodensidade na tomografia de crânio foi pontuada através da escala de ASPECTS (Alberta Stroke Program Early CT Score). Na escala de ASPECTS, a pontuação máxima é 10, o que corresponde a uma tomografia sem área de hipodensidade. No seu cálculo, é retirado um ponto para cada área de hipodensidade visível na tomografia de crânio no território da artéria cerebral média. Quanto menor a pontuação do ASPECTS, maior a área isquêmica identificável na tomografia e maior o risco de sangramento durante o tratamento com trombolítico intravenoso.

A paciente estava com o déficit neurológico há menos de quatro horas e meia, tempo considerado limítrofe para a administração de um agente trombolítico associado à um ASPECTS intermediário, sendo elegível para ser submetida a tratamento com trombólise química com alteplase seguida por trombectomia mecânica para retirada do trombo proximal em ACM esquerda. A alteplase, ou rt-PA (ativador de plasminogênio tecidual recombinante), é administrado na dose de 0,9 mg/kg com 10% da dose total em bolus em um minuto e o restante da dose em bomba infusora durante uma hora. Dois dias depois, a nova tomografia de crânio evidenciou aumento da área infartada e efeito de massa com desvio de linha média, quadro clínico que indica a realização de hemicraniectomia descompressiva, que se não for realizada está associado com evolução para o óbito em 40 a 80% dos casos. Os sobreviventes geralmente apresentam melhora funcional significativa, mas a maioria permanece com incapacidade funcional permanente moderada a grave.

Referência

Lin J, Frontera JA. Decompressive Hemicraniectomy for Large Hemispheric Strokes. Stroke. 2021 Apr;52(4):1500-1510. doi: 10.1161/STROKEAHA.120.032359. Epub 2021 Mar 15. PMID: 33719518.

Caso 2

Cecilia Vidal

Paciente com 62 anos, procurou emergência com relato de que estava há duas semanas com sintomas gripais e que nas últimas 48 horas observou dormência nas quatro extremidades, dificuldade para escrever e sustentar um copo com as mãos, mas que conseguia caminhar sem dificuldade. No entanto, informa que tropeçou duas vezes quando foi ao banheiro durante a última madrugada. Ao exame físico foi possível observar oftalmoplegia bilateral, arreflexia nos quatro membros, hipoestesia tátil e dolorosa em botas e luvas, além de abatiestesia (perda de posição segmentar) e apalestesia (perda de sensibilidade vibratória) nos pés. A avaliação da estática foi normal quando o paciente permanece com os olhos abertos, porém há perda do equilíbrio ao solicitar que ele feche os olhos (sinal de Romberg). Diante da hipótese diagnóstica, o paciente foi submetido a punção lombar. A análise do Líquor revelou leucócitos = 1/µL (referência = 0-5/µL); hemácias = 1/mm^3 (referência = 0/mm^3) e proteínas totais = 75 mg/dL (referência 15-45 mg/dL).

Comentário

O paciente acima apresenta síndrome de Guillain-Barré (SGB) se manifestando com a síndrome de Miller-Fisher. Trata-se de uma das variantes de SGB caracterizada por oftalmoplegia, ataxia e arreflexia. A SGB é uma polirradiculoneuropatia desmielinizante inflamatória aguda, de etiologia autoimune que geralmente se manifesta nas semanas que sucedem uma infecção sistêmica, principalmente síndrome gripal ou diarreia pelo *Campylobacter jejuni*. No caso acima, podemos concluir pelo exame físico que além da oftalmoplegia e da arreflexia, o paciente apresenta ataxia sensitiva (dificuldade para andar no escuro, sinal de Romberg e comprometimento da sensibilidade profunda). O exame do líquor com dissociação albuminocitológica (celularidade normal e proteína elevada), corrobora a hipótese diagnóstica. A conduta terapêutica neste caso é a internação hospitalar para vigilância de progressão da doença. No caso de incapacidade para deambular sem auxílio, dificuldade respiratória, fraqueza de musculatura bulbar ou disfunção autonômica, está indicado o tratamento com imunoglobulina humana intravenosa ou plasmaférese. Mesmo quando tratado adequadamente, aproximadamente 5% dos pacientes evoluem para óbito e 20% não conseguem voltar a andar de forma independente no primeiro ano após o início do quadro.

Referência

Shahrizaila N, Lehmann HC, Kuwabara S. Guillain-Barré syndrome. Lancet. 2021 Mar 27;397(10280):1214-1228. doi: 10.1016/S0140-6736(21)00517-1. Epub 2021 Feb 26. PMID: 33647239.

Caso 3

Cecilia Vidal

Paciente masculino, 38 anos, apesenta cefaleia holocraniana em aperto há cinco dias. Descreve que a dor é refratária a analgésicos comuns e que nas últimas horas percebeu que estava trocando algumas palavras (parafasias). Quando questionado, admitiu fazer uso regular de anabolizantes esteroides. Tomografia e angiotomografia de crânio foram solicitadas (Figuras 1.6 e 1.7). Foi iniciado o tratamento com heparina de baixo peso molecular em dose plena. (Figuras 1.8 e 1.9)

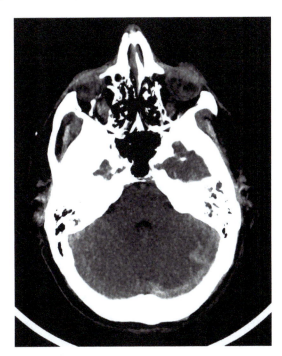

Figura 1.6. Angiotomografia na fase venosa evidenciando falha de enchimento de seios transverso e sigmoide do lado esquerdo.

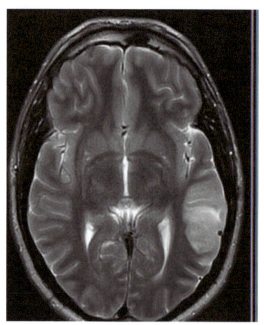

Figura 1.7. Hipodensidade occipital esquerda e área cortical densa temporoparietal, compatível com veia de Labbé (cortical) trombosada.

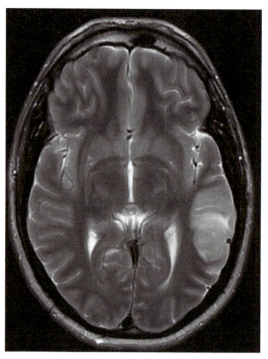

Figura 1.8. Ressonância magnética na sequência T2 com área de edema vasogênico secundária à congestão e/ou isquemia.

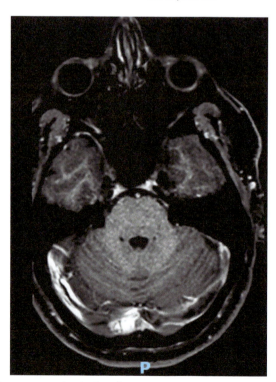

Figura 1.9. Ressonância magnética na sequência T1 pós-contraste mostrando falha de enchimento nos seios transverso e sigmoide do lado esquerdo.

Comentário

O paciente acima foi diagnosticado com trombose venosa cerebral (TVC) de seios transverso e sigmoide do lado esquerdo. A TVC é a presença de trombos nos seios durais ou em veias do córtex cerebral. A oclusão venosa provoca infarto venoso cortical com déficit neurológico focal cuja manifestação clínica depende da localização da veia ocluída e do aumento da pressão intracraniana. Em alguns casos, pode ocorrer infarto venoso hemorrágico. O diagnóstico é feito através de tomografia e angiotomografia de crânio ou ressonância magnética de crânio com contraste, na qual é possível observar ausência de fluxo venoso nos seios acometidos.

O acometimento cortical temporoparietal esquerdo, geralmente por trombose em veias de Labbé, pode provocar déficit na fala, como parafasias (afasia caracterizada por troca de palavras com fonemas ou significados semelhantes). O uso de anabolizantes esteroides está associado ao aumento da viscosidade sanguínea e a hipercoagulabilidade. No entanto, é fundamental que todos os pacientes sejam submetidos a pesquisa de trombofilias durante a internação hospitalar e que essa investigação seja repetida nos meses seguintes ao quadro. O tratamento na fase aguda é feito através de anticoagulação com heparina de baixo peso molecular, sendo que a presença de infarto venoso hemorrágico não contraindica a terapia anticoagulante pois não foi observado o aumento de sangramento mesmo nesses casos.

Referência

Ropper AH, Klein JP. Cerebral Venous Thrombosis. N Engl J Med. 2021 Jul 1;385(1):59-64. doi: 10.1056/NEJMra2106545. PMID: 34192432.

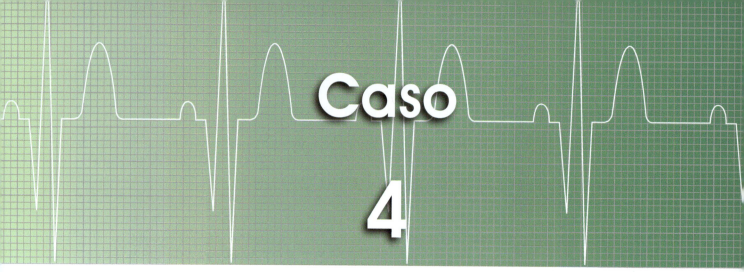

Caso 4

Cecilia Vidal

Mulher de 65 anos estava no quinto dia de um quadro gripal quando procurou atendimento médico por visão dupla, fraqueza e dispneia de evolução progressiva nos últimos três dias. Paciente descreve episódios intermitentes de fraqueza nos braços, diplopia e disartria nos últimos dois anos, principalmente no fim do dia. No exame físico, é possível observar ptose palpebral bilateral, fraqueza em musculatura orbicular dos olhos e força grau IV para abdução de ambos os braços. No pronto-socorro o médico aplicou gelo na pálpebra da paciente por três minutos e, em seguida, foi observado o aumento da fenda palpebral nesse lado com correção da ptose. Foram solicitados a pesquisa laboratorial de anticorpo antirreceptor de acetilcolina e tomografia de tórax. Na internação, foi iniciado o tratamento com piridostigmina na dose de 60 mg três vezes ao dia, prednisona 60 mg/dia e plasmaférese.

Comentário

O quadro crônico de fraqueza flutuante em musculatura ocular extrínseca e em musculatura proximal dos membros superiores sugerem doença da junção neuromuscular. O teste do gelo é um teste à beira leito com alta especificidade para identificar ptose palpebral de origem miastênica. O teste consiste na aplicação de uma bolsa de gelo sobre as pálpebras superiores. Ele é considerado positivo quando ocorre aumento da fenda palpebral após o uso do gelo porque a baixas temperaturas melhoram a ptose palpebral na miastenia gravis. O diagnóstico definitivo é feito através de eletroneuromiografia com estimulação repetitiva e pela pesquisa do anticorpo antirreceptor de acetilcolina ou anti-tirosinoquinase musculoespecífico (anti-Musk). Todos os pacientes com síndrome miastênica devem ser submetidos a tomografia de tórax para investigação de timoma, que constitui em uma associação comum. Estima-se que 20-30% dos pacientes com miastenia gravis evoluam com crise miastênica, com necessidade de assistência ventilatória invasiva ou não-invasiva, nos primeiros três anos de doença. Esse quadro geralmente ocorre após uma infecção, principalmente respiratória, sendo que o risco de desenvolver uma crise miastênica é maior em pacientes com timoma.

Referência

Claytor B, Cho SM, Li Y. Myasthenic crisis. Muscle Nerve. 2023 Jul;68(1):8-19. doi: 10.1002/mus.27832. Epub 2023 Apr 28. PMID: 37114503.

Parte 1

Capítulo 2

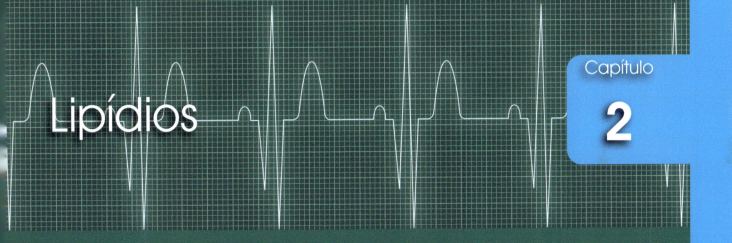

Lipídios

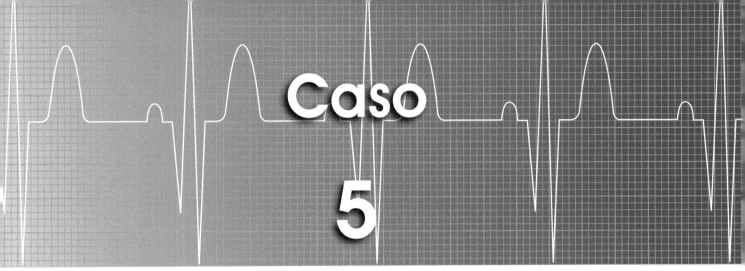

Caso 5

Marcelo Assad

Paciente masculino, 62 anos, sedentário apresenta hipertensão arterial sistêmica, dislipidemia e *diabetes mellitus* tipo 2 em tratamento regular com metformina XR 2 g/dia, dapagliflozina 10 mg/dia, semaglutida 1 mg/semana, hidroclorotiazida 25 mg/dia, valsartana 160 mg/dia e rosuvastatina 20 mg/dia. Ao exame físico PA: 120 × 82 mmHg; FC: 80 bpm, peso: 89 kg; altura: 1,69 m; índice de massa corporal (IMC): 32,2; circunferência abdominal: 114 cm. Abdome: flácido, indolor e peristáltico. Fígado palpável no rebordo costal direito, com bordas finas e indolor. Não se observam sinais de ascite. Espaço de Traube livre. Sem massas ou visceromegalias. Laboratório: Hemoglobina 15,1 g/dL, hematócrito 44%, leucócitos 4.800/µL, plaquetas 210.000/µL.

Glicose de jejum 89 mg/dL, HbA1c 5,5%, colesterol total 250 mg/dL, LDL 177 mg/dL, HDL 35 mg/dL, triglicerídeos 190 mg/dL, ureia: 22 mg/dL, creatinina: 1,0 mg/dL, TGO 32 U/L (N: < 40), TGP 33 U/L (N < 41). O índice de fibrose-4 (FIB-4) foi indeterminado. O exame de ultrassonografia demonstrou a presença de esteatose hepática em grau leve. Em seguida, realizou elastografia hepática ultrassônica que demonstrou esteatose leve e ausência de fibrose grave. Qual o manejo mais adequado?

Comentário

O paciente apresenta síndrome metabólica com tratamento regular para diabete melito, hipertensão arterial e dislipidemia. Ao exame de US, observa-se esteatose hepática. O FIB-4, escore utilizado para predizer fibrose em pacientes portadores de esteatose hepática com base na idade do paciente e exames laboratoriais (TGO, TGP e plaquetas) foi indeterminado, o que significa um estágio intermediário entre pequeno e alto risco de fibrose. A elastografia não apresenta evidências de fibrose significativa. Desta forma, a doença hepática gordurosa pode ser tratada apenas com mudança no estilo de vida e manejo de comorbidades, não havendo necessidade do uso de fármacos específicos para o fígado. No entanto, é necessário fazer orientações específicas sobre obesidade e sedentarismo. Em relação às comorbidades, o paciente apresenta bom controle do *diabetes mellitus* e da hipertensão arterial, mas mau controle da dislipidemia. Apesar do uso de estatinas, os níveis de LDL-colesterol e triglicerídeos estão elevados e a dose da rosuvastatina foi aumentada para 40 mg e associada a ezetimiba 10 mg. Como a doença hepática gordurosa está associada com maior risco de doença cardiovascular, o manejo adequado da dislipidemia deste paciente é fundamental para redução do seu risco cardiovascular.

Referência

Rinella ME, et al. AASLD Practice Guidance on the clinical assessment and management of nonalcoholic fatty liver disease. Hepatology 77(5):p 1797-1835, May 2023.

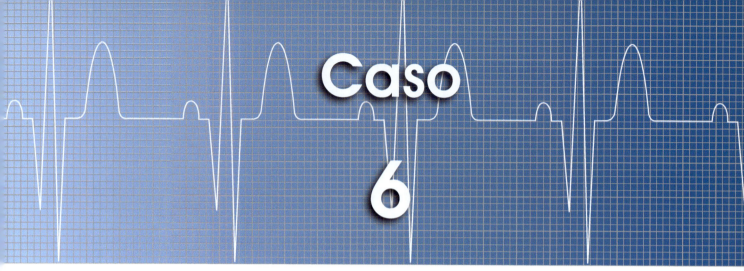

Caso 6

Marcelo Assad

Paciente masculino, 67 anos portador de hipertensão arterial sistêmica, *diabetes mellitus* não insulino-dependente, dislipidemia mista com predomínio de hipertrigliceridemia, doença renal crônica estágio IIIB e hipotireoidismo. Apresenta histórico de infarto agudo do miocárdio prévio e cirurgia de revascularização miocárdica. Está em uso de Losartana 100 mg/dia, Metoprolol 100 mg/dia, AAS 100 mg/dia, Atorvastatina 80 mg/dia, Ezetimiba 10 mg/dia, Ciprofibrato 100 mg/dia, Levotiroxina 88 mcg/dia, Metformina 1 g/dia e Empagliflozina 10 mg/dia. Os exames laboratoriais incluem Hemoglobina 13,2 g/dL, hematócrito 36%, leucócitos 7.200/µL, plaquetas 180.000/µL, glicemia de jejum 109 mg/dL, HbA1c 6,7%, ácido úrico 5,8 mg/dL, colesterol total 117 mg/dL, LDL 54 mg/dL, HDL 22 mg/dL, triglicerídeos 423 mg/dL, ureia: 48 mg/dL, creatinina: 1,44 mg/dL, TGO 48 U/L (N < 40) e TGP 52 U/L (N < 41). O perfil lipídico do paciente descrito acima representa alto risco para complicações cardiovasculares?

Comentário

Trata-se de um paciente com critérios para diagnóstico de dislipidemia aterogênica, condição associada a muito alto risco de eventos cardiovasculares. A dislipidemia aterogênica é um padrão de dislipidemia muito comum em pacientes diabéticos e portadores de síndrome metabólica caracterizada por:

a) Elevação dos triglicerídios;

b) Redução do HDL-C;

c) Elevação do LDL pequeno e denso;

d) Total de LDL-C não aumentado significativamente.

Esse paciente deve ser tratado com muita atenção.

Referência

2019 ESC/EAS Guidelines for the management of dyslipidaemias: lipid modification to reduce cardiovascular risk: The Task Force for the management of dyslipidaemias of the European Society of Cardiology (ESC) and European Atherosclerosis Society (EAS) François Mach, Colin Baigent, Alberico L Catapano, et al. European Heart Journal, Volume 41, Issue 1, 1 January 2020, Pages 111-188.

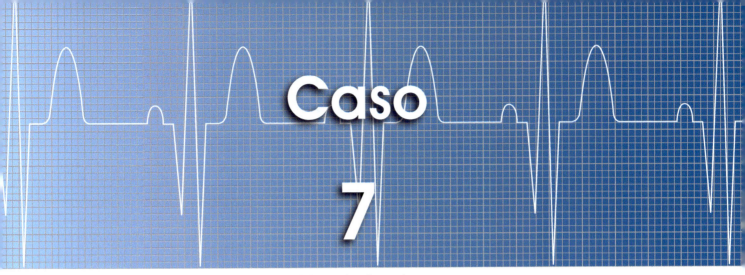

Caso 7

Marcelo Assad

Paciente feminina de 64 anos, portadora de hipertensão arterial sistêmica, dislipidemia mista com predomínio de hipertrigliceridemia, *diabetes mellitus* tipo 2, doença hepática gordurosa metabólica e doença arterial coronariana, em uso de losartana 100 mg, atenolol 50 mg, hidroclotiazida 25 mg, AAS 100 mg, atorvastatina 80 mg, ezetimiba 10 mg, ciprofibrato 100 mg, metformina XR 2 g, insulina NPH 50 unidades/dia. Ao exame apresentava PA: 140 × 88 mmHg, FC: 70 bpm, peso: 72 kg; altura: 1,60 m; Circunferência abdominal: 118 cm e exame físico visualizado na Figura 2.1. Exames laboratoriais revelavam Hemoglobina 13,4 g/dL, hematócrito 38%, leucócitos 5.860/µL, plaquetas 180.000/µL, glicose de jejum 184 mg/dL, HbA1c 8,2%; colesterol total 187 mg/dL, LDL (método direto) 80 mg/dL, HDL 28 mg/dL, triglicerídeos 719 mg/dL, ureia 42 mg/dL, creatinina: 0,83 mg/dL, TGO 18 U/L, TGP 16 U/L, T4 L 1,3 ng/dL, TSH 4,3 nui/mL. Qual o diagnóstrico?

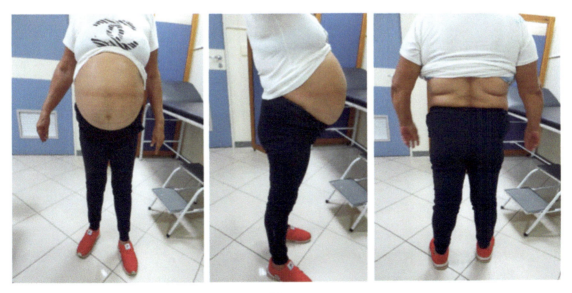

Figura 2.1. Visualização da paciente durante o exame físico.

2 • Lipídios 15

Comentário

O paciente apresenta lipodistrofia parcial familiar do tipo 1, também conhecida por síndrome de Kobberling, a única das formas familiares com origem poligênica, com herança autossômica dominante. A característica principal é perda de gordura subcutânea em membros e glúteos (critério obrigatório), com acúmulo significativo de gordura abdominal e uma prega cutânea bem definida delimitando a região de lipoatrofia em quadris e membros inferiores e/ou superiores. A prevalência é maior em mulheres e as complicações metabólicas, como diabetes com resistência à insulina marcante, doença hepática gordurosa metabólica e hipertrigliceridemia moderada a grave costumam estar presentes, em graus variáveis já no início da vida adulta. O diagnóstico pode ser desafiador, especialmente pela dificuldade de se diferenciar das pacientes do sexo feminino com obesidade androide pura.

Referência

Guillín-Amarelle C, Sánchez-Iglesias S, Castro-Pais A, Rodriguez-Cañete L, Ordóñez-Mayán L, Pazos M, et al. Type 1 familial partiallipodystrophy: understanding the Köbberling syndrome. Endocrine. 2016 Nov;54(2):411-421. doi: 10.1007/s12020-016-1002-x. Epub 2016 Jul 30. PMID: 27473102.

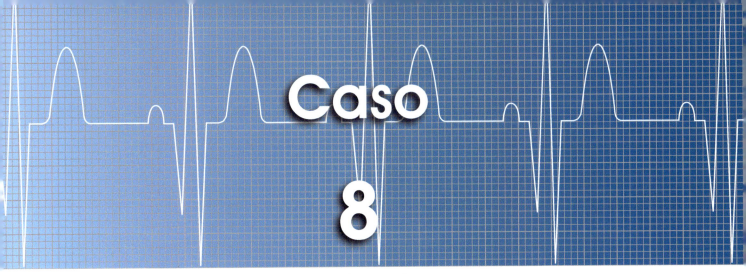

Marcelo Assad

Paciente feminina, 70 anos, atendida com quadro de cansaço, letargia, perda de memória, intolerância ao frio, constipação, edema palpebral e de membros inferiores. Ao exame físico mostrava altura 1,60 cm, peso 68 Kg, PA 112 × 96 mmHg; FC 54 bpm, hipocorada +/4+, letárgica com edema palpebral, RCR em 3T B4 VE, bulhas hipofonéticas, MV diminuído em bases, abdome globoso, sinal de piparote positivo, e membros inferiores com edema bilateral ++/4+. Os exames laboratoriais incluíam hemoglobina 11,7 g/dL, hematócrito 36,1%, leucócitos 6.670/μL, plaquetas 398.000/μL, glicemia de jejum 99 mg/dL, HbA1c 5,6%, ácido úrico 4,0 mg/dL, sódio 140 mmol/L, potássio 4,9 mmol/L, colesterol total 225 mg/dL, LDL 154 mg/dL, HDL 51 mg/dL, triglicerídeos 183 mg/dL, ureia: 36 mg/dL, creatinina: 1,04 mg/dL, TGO 28 U/L (N < 40 U/L), TGP 28 U/L (N < 41 U/L) T4 Livre 0,51 ng/dL(0,7-1,7 ng/dL) TSH 192 μU/L (0,4-5,8 μU/L).

Qual a melhor conduta nesse caso?

Comentário

Trata-se de uma paciente do sexo feminino, com sintomas que sugerem um quadro de hipotiroidismo grave com alterações sistêmicas importantes, como pressão arterial convergente, bradicardia, letargia e anasarca. Nos exames laboratoriais, apresentava hipercolesterolemia associado à T4 livre baixo e TSH muito elevado. O hormônio tiroidiano tem efeitos múltiplos sobre a síntese e metabolismo de lipídios sendo que o hipotiroidismo clínico está consistentemente associado com anormalidades lipídicas que são reversíveis após a terapia com levotiroxina. Foi iniciada levotiroxina por via oral com dose inicial de 25 mcg/dia e aumento de 25 mcg a cada 15 dias com o objetivo de artingir a dose de 1,6 mcg/kg/dia de peso corporal ideal, e solicitada nova coleta de T4 livre e TSH para controle. Também foram solicitados radiografia de tórax, eletrocardiograma e ecocardiograma com o objetivo de verificar a presença de derrame pleural e pericárdico, condições que podem estar associadas ao hipotireoidismo.

Referência

Sgarbi JA, Teixeira PF, Maciel LM, Mazeto GM, Vaisman M, et al; Brazilian Society of Endocrinology and Metabolism. The Brazilian consensus for the clinical approach and treatment of subclinical hypothyroidism in adults: recommendations of the thyroid Department of the Brazilian Society of Endocrinology and Metabolism. Arq Bras Endocrinol Metabol. 2013 Apr;57(3):166-83

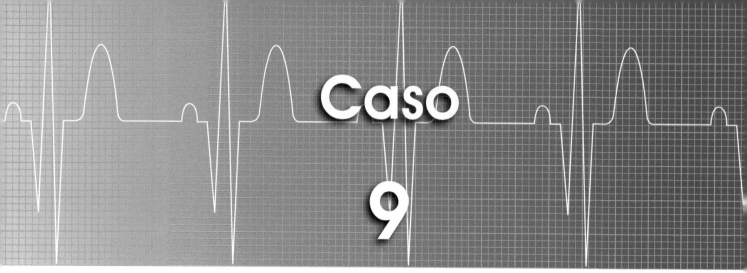

Caso 9

Marcelo Assad
Paulo Behr

Paciente masculino de 61 anos, branco, militar, com histórico de 20 episódios de pancreatite desde a juventude, sendo a primeira internação aos 23 anos quando foi identificada hipertrigliceridemia. O paciente apresenta como comorbilidades: hipertensão arterial, *diabetes mellitus* 2, ex-tabagista e cirurgia de revascularização miocárdica aos 60 anos. Faz uso regular de estatina, fibrato, betabloqueador, clopidogrel, antidiabéticos orais e insulina. Os exames laboratoriais revelaram Hemoglobina 12,8 g/dL, hematócrito 34%, leucócitos 8.600/µL, plaquetas 178.000/µL, glicose de jejum 138mg/dL, HbA1c 7,4%, Ac úrico 6,8 mg/dL, colesterol total 112 mg/dL, LDL 50 mg/dL, HDL 42 mg/dL, Triglicerídeos 4.343 mg/dL, ureia: 48 mg/dL, creatinina: 1,44 mg/dL,TGO 56 U/L (N < 40 U/L), TGP 58 U/L (N < 41 U/L). Foi realizada a pesquisa genética para o diagnóstico de síndrome de quilomicronemia familiar (SQF) e confirmada por mutação em homozigose do gene LPL.

Comentário

A SQF é uma doença genética autossômica recessiva rara, com prevalência estimada de um por milhão. Geralmente é causada por variantes patogênicas bialélicas no gene da lipase lipoproteica (LPL), que catalisa a hidrólise de triglicerídeos. Sua deficiência ou disfunção pode levar a quilomicronemia e pancreatite aguda potencialmente fatal. A SQF é caracterizada por níveis muitos altos de triglicerídeos (> 880 mg dL) no sangue. Clinicamente, os pacientes podem apresentar sintomas variados como: náuseas, vômitos, dor abdominal, xantomas eruptivos, lipemia *retinalis*, hepatoesplenomegalia, pancreatite e déficit de crescimento. Existem cinco genes causais na SQF: lipase lipoproteica (LPL), apolipoproteína C2 (APOC2), apolipoproteína A5 (APOA5), *glicosilfosfatidilinositol-anchored high-density lipoprotein-binding protein* 1 (GPIHBP1) e lipase *maturation factor* 1 (LMF1), sendo a primeira delas a causa principal da FCS. O tratamento convencional incluía apenas restrição de gordura na dieta. Mais recentemente, foi aprovado pela ANVISA o tratamento com volanesorsena (oligonucleotídeo antissentido com ação no RNA mensageiro, silenciador do gene APOC3). É indicado como adjuvante da dieta em pacientes adultos com síndrome de quilomicronemia familial (SQF) geneticamente confirmada. O paciente recebeu a terapia com volanesorsena por 3 meses, com aplicação subcutânea semanal. No final deste período houve uma expressiva redução dos níveis de triglicerídeos, que variaram de 4.343 mg/dL (pré-tratamento) para 195 mg/dL (após 3 meses de tratamento). O medicamento não foi associado a reações no local da injeção e nem trombocitopenia, reações adversas descritas na literatura.

Referência

Izar MCO, Santos Filho RDD, Assad MHV, Chagas ACP, Toledo Júnior AO, Nogueira ACC, et al. Brazilian Position Statement for Familial Chylomicronemia Syndrome - 2023. Arq Bras Cardiol. 2023 Mar;120(4):e20230203. English, Portuguese. doi: 10.36660/abc.20230203. Erratum in: Arq Bras Cardiol. 2023 May 26;120(5):e20230306. PMID: 37075362.

Parte 1

Capítulo 3

Miscelânea I

Caso 10

Thiago Matos Barcellos

Paciente feminina, 35 anos, portadora de sobrepeso e dislipidemia, apresenta história de internação recente por miocardite aguda 2 semanas após quadro infeccioso respiratório de etiologia viral. No momento da alta hospitalar, foi orientada a fazer acompanhamento com cardiologista. Paciente comparece ao atendimento de controle relatando somente episódios eventuais de palpitações. O exame físico não revelou alterações. Trouxe consigo os seguintes exames realizados no hospital: 1) Ressonância Magnética Miocárdica: padrão mesocárdico de realce tardio ao gadolínio de pequena extensão, com função ventricular esquerda preservada (Fração de ejeção 72%); 2) Angiotomografia de artérias coronárias: ausência de aterosclerose coronariana significativa ao método, ausência de calcificações; 3) Troponina quantitativa da internação positiva, mas já normal no exame de controle 1 semana antes da consulta.

Faz uso regular de enalapril 10 mg 2×/dia, succinato de metoprolol 100 mg 1×/dia e atorvastatina 10 mg 1×/dia. A paciente relata o desejo de mudar de vida e perder peso e faz os seguintes questionamentos: Quanto tempo dura o tratamento para miocardite aguda? Quando poderá iniciar atividades físicas? Quando poderá ser vacinada?

Comentário

Trata-se de uma paciente com miocardite aguda pós-viral, cujo tratamento cardioprotetor com betabloqueador e agente inibidor da enzima conversora da angiotensona deve durar ao menos 1 ano considerando a ausência de disfunção ventricular. A liberação para exercício físico em atletas e não atletas pode ocorrer após 3 meses, desde que cumpridos os seguintes pré-requisitos: retorno da função sistólica aos níveis de normalidade, ausência de arritmias (teste ergométrico e Holter 24h) e normalização do marcador de necrose miocárdica (troponina). Como a vacinação está contraindicada na fase aguda da miocardite, deve-se aguardar ao menos 3 meses para aplicação de qualquer vacina.

Referência

Montera MW, Marcondes-Braga FG, Simões MV, Moura LAZ, Fernandes F, Mangine S, Oliveira Júnior AC, et al. Diretriz de Miocardites da Sociedade Brasileira de Cardiologia – 2022. Arq. Bras. Cardiol. 2022;119(1):143-211.

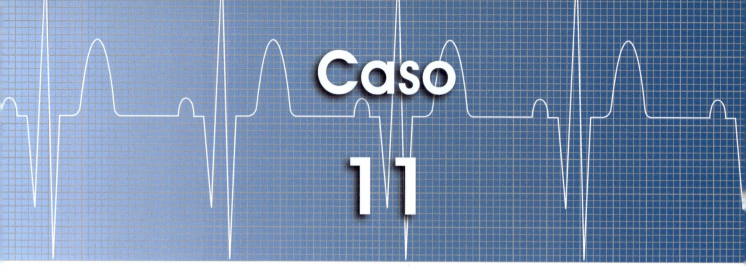

Caso 11

Flávia Fialho

Paciente masculino, 45 anos, sem comorbidades conhecidas, com história familiar positiva para doença arterial coronariana e uso de anabolizantes, deu entrada na emergência com quadro de dor precordial típica. Qual o diagnóstico eletrocardiográfico (Figura 3.1)?

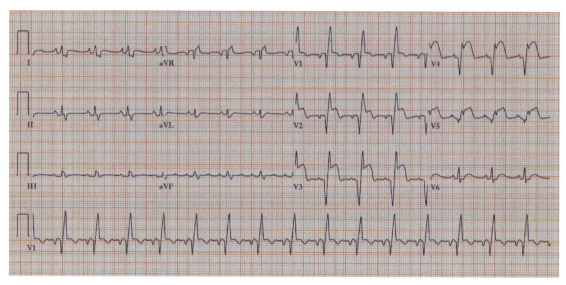

Figura 3.1. Eletrocardiograma do paciente.

Comentário

Trata-se de um paciente com infarto do miocárdio com supradesnivelamento do segmento ST em parede anterior extensa. Submetido à coronariografia que mostrou lesão única em terço proximal de artéria descendente anterior (DA). Foi encaminhado para a unidade cardiológica onde recebeu dupla antiagregação plaquetária, estatina de alta potência, inibidor da enzima conversora de angiotensina, betabloqueador e reforçado a importância da suspensão de uso de anabolizantes, já que ele aumenta o risco de doença coronariana, principalmente em paciente com histórico familiar de doença coronariana positiva.

Referência

Jain V, Goel G. Acute myocardial infarction in young newbie bodybuilder using multiple steroid and protein supplements. J Cardiol Cases. 2019 Dec 5;21(4):134-136. doi: 10.1016/j.jccase.2019.11.010. PMID: 32256860; PMCID: PMC7125384.

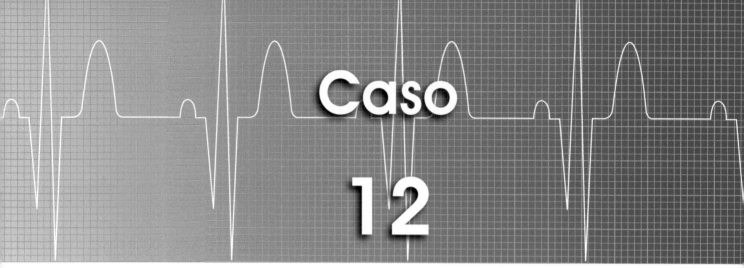

Flávia Fialho

Paciente feminina, 47 anos, hipertensa, diabética e dislipidêmica, procura emergência com quadro de desconforto precordial em aperto e dispneia progressiva aos esforços. Relata síndrome gripal nas últimas 2 semanas. Na admissão encontra-se com PA 152/100 mmHg e FC 46 com ECG evidenciando BAV 2:1. Paciente em uso de betabloqueador, IECA e estatina. Com base na história, exame físico e ECG (Figura 3.2), qual o diagnóstico provável do caso?

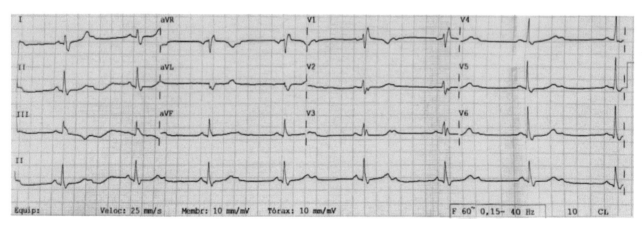

Figura 3.2. ECG da paciente.

Comentário

Trata-se de um paciente com um BAV 2:1 onde foi suspenso betabloqueador por 5 dias e realizado Holter de 24 horas, que mostrou dissociação AV. Indicado marcapasso definitivo como tratamento de bradiarritmia.

Referência

Hamdan R, Le Heuzey JY, Marijon E. Understanding the atrioventricular dissociation. Int J Cardiol. 2012 Jun 28;158(1):108-10. doi: 10.1016/j.ijcard.2012.04.022. Epub 2012 May 11. PMID: 22578952.

Parte 1

Sepse

Capítulo 4

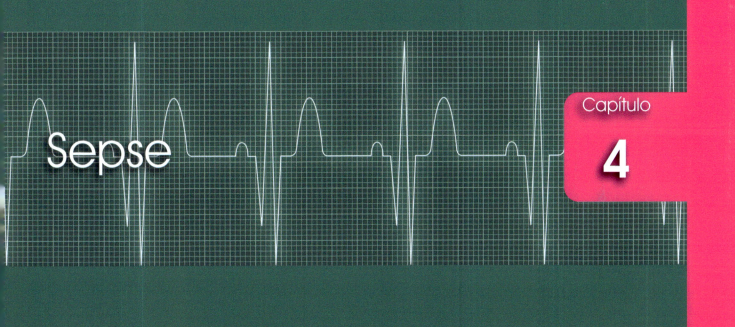

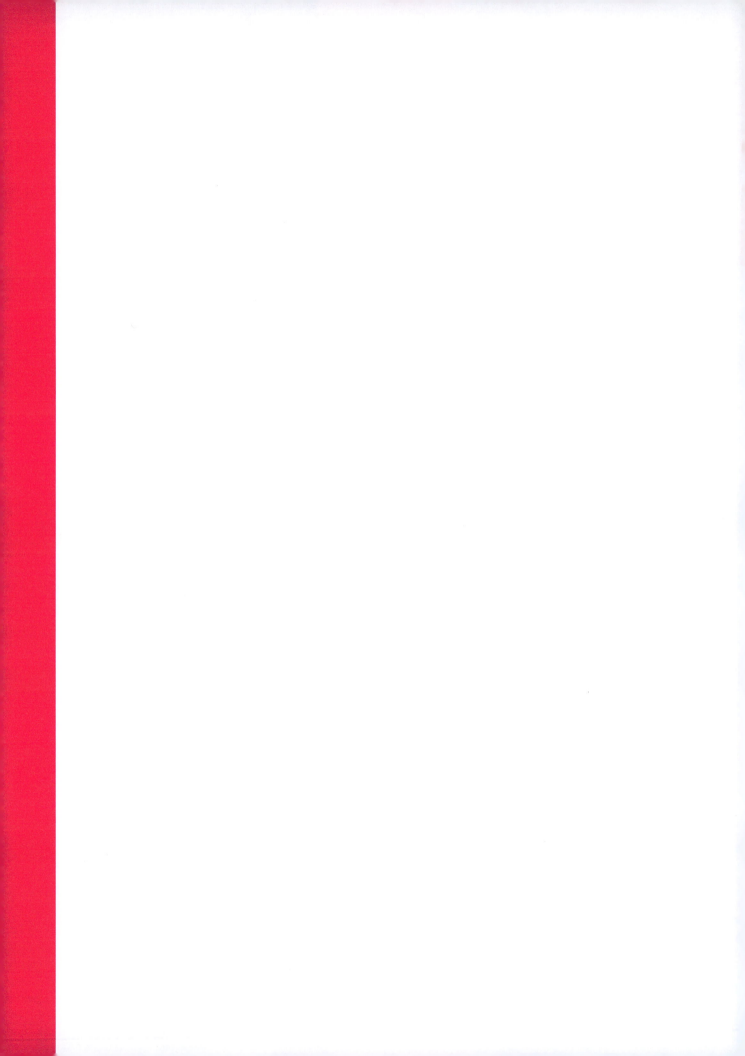

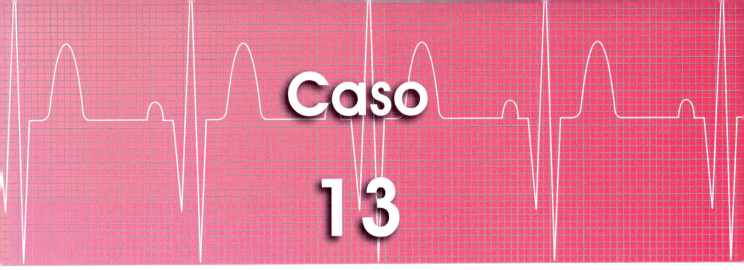

Caso 13

Laura Moita Sforza

Paciente do sexo feminino, 62 anos, portadora de hipertensão arterial sistêmica e diabetes mellitus tipo 2, em uso regular de losartana, hidroclorotiazida e metformina, sem internações recentes, compareceu ao pronto socorro acompanhado pela filha, que relatou início, há 5 dias, de tosse produtiva com secreção amarelada, febre, queda do estado geral e dispneia progressiva. Ao exame clínico a paciente apresentava-se sonolenta, com esforço respiratório moderado, frequência respiratória de 28 irpm, saturação de 88% em ar ambiente, ausculta respiratória com estertores crepitantes em base direita, frequência cardíaca de 115 bpm, pressão arterial de 88/54 mmHg e tempo de enchimento capilar de 4 segundos. Os exames laboratoriais mostravam Hb 11,2 g/dL, leucócitos 18.240/µL, neutrófilos 74%, bastões 14%, PCR ultrassensível 16 mg/L, gasometria arterial: pH 7,30, PCO_2 17 mmHg, PO_2 58 mmHg, HCO_3 19,2 mmol/L, lactato 4,9 mmol/L. Realizou a tomografia de tórax (Figura 3.3).

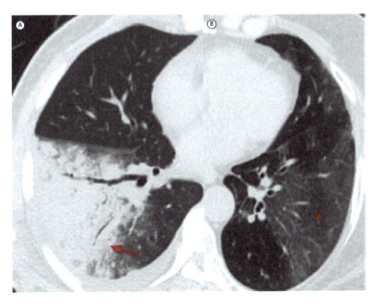

Figura 3.3. Tomografia de tórax com consolidação em lobo inferior direito. Fonte: https://www.jornaldepneumologia.com.br/details/3586/pt-BR/consensus-statement-on-thoracic-radiology-terminology-in-portuguese-used-in-brazil-and--in-portugal.

Comentário

Trata-se de uma paciente com sepse de foco pulmonar por pneumonia adquirida na comunidade. A sepse é uma disfunção orgânica decorrente de uma resposta desregulada do hospedeiro à uma infecção, que causa falência celular e disfunção orgânica, com alta morbimortalidade. Na suspeita de sepse, deve-se coletar culturas e iniciar antibioticoterapia empírica em até uma hora da admissão. A ressuscitação volêmica deve ser realizada com 30 ml/kg de cristaloides em até 3 horas naqueles pacientes com hipotensão arterial e/ou hiperlactatemia. Deve-se, também, iniciar noradrenalina (vasopressor de primeira escolha) precoce para manter uma pressão arterial média (PAM) alvo de 65 mmHg. A ressuscitação deve ser guiada pela redução da lactatemia, normalização da acidose, diurese e do tempo de enchimento capilar, parâmetros que indicam o restabelecimento da perfusão e oxigenação teciduais.

Referência

Evans L, Rhodes A, Alhazzani W, Antonelli M, Coopersmith CM, French C, et al. Surviving sepsis campaign: international guidelines for management of sepsis and septic shock 2021. Intensive Care Med. 2021 Nov;47(11):1181-1247. doi: 10.1007/s00134-021-06506-y. Epub 2021 Oct 2. PMID: 34599691; PMCID: PMC8486643.

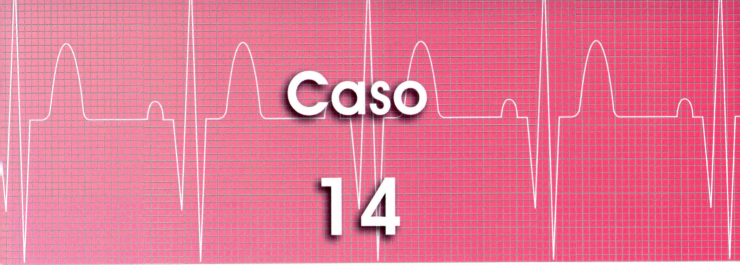

Caso 14

Laura Moita Sforza

Paciente do sexo masculino, 72 anos, portador de hipertensão arterial e hiperplasia prostática benigna, tem histórico de infecção do trato urinário (ITU) de repetição, com internação recente. Está internado na UTI por sepse de foco urinário por pielonefrite, em uso de Piperacilina/Tazobactam guiado por hemocultura (isolado *Proteus mirabilis*). Encontra-se sedado com fentanil e midazolam, intubado e em ventilação mecânica, instável hemodinamicamente em uso de noradrenalina 0,4 mcg/kg/min, com dose em ascensão, mesmo após ressuscitação volêmica adequada, sendo necessário associar um segundo vasopressor. Qual seria a droga de escolha neste cenário?

Comentário

O vasopressor a ser associado à noradrenalina é a vasopressina. A vasopressina é um hormônio de liberação endógena, comumente usada em associação com a noradrenalina no choque séptico refratário com base na ideia de que há uma deficiência relativa de vasopressina endógena nos pacientes sépticos. O uso de um agente vasopressor não catecolaminérgico é indicado para aumentar a pressão arterial e ao mesmo tempo possibilitar a redução da dose da noradrenalina e, consequentemente, reduzir os efeitos deletérios das catecolaminas. Não há consenso na literatura sobre a partir de qual dose de noradrenalina deve-se começar a infusão de vasopressina, mas os experts acreditam que esta dose deve estar em torno de 0,25 mcg/kg/min de noradrenalina.

Referência

Sacha GL, Lam SW, Wang L, Duggal A, Reddy AJ, Bauer SR. Association of Catecholamine Dose, Lactate, and Shock Duration at Vasopressin Initiation With Mortality in Patients With Septic Shock. Crit Care Med. 2022 Apr 1;50(4):614-623. doi: 10.1097/CCM.0000000000005317. PMID: 34582425.

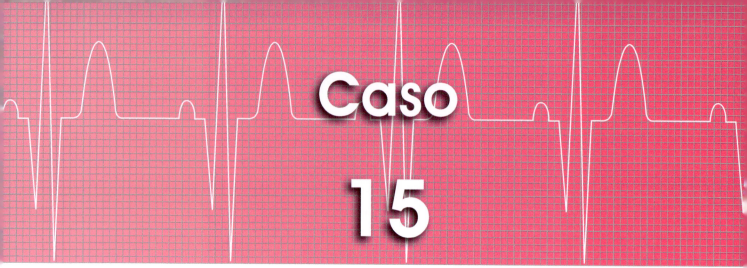

Caso 15

Rafael Sigaud

Paciente feminina, 54 anos, com história de hipertensão arterial sistêmica (HAS) em uso de Losartana 50 mg/dia em monoterapia, estágio II de HAS com diagnóstico de carcinoma ductal infiltrante em mama esquerda, iniciou quimioterapia com doxorrubicina (antracíclico). Paciente realizou ecocardiograma transtorácico (ECOTT) de rotina antes da quimioterapia cujo resultado estava normal. Após 12 semanas, apesar de estar assintomática, realizou novo ECOTT que evidenciou redução do *strain* longitudinal global (SLG) do ventrículo esquerdo de 18,7 % para 14,6%. Na 24ª semana, a paciente apresentava dispneia de esforço e edema perimaleolar sendo que um novo ECOTT mostrava disfunção grave do ventrículo esquerdo com fração de ejeção (FE) de 38% pelo método de Simpson. A dose acumulada de Doxurrubicina utilizada era de 700 mg/m² até então. Paciente foi então internada para tratamento da insuficiência cardíaca. Qual o diagnóstico etiológico mais provável? Qual o prognóstico desta situação? Quais as medidas preventivas mais adequadas para evitar tal situação?

Comentário

A Doxorrubicina é um quimioterápico da classe das antraciclinas muito utilizada no câncer de mama, que possui cardiotoxicidade importante, muitas vezes irreversível. Apesar de mais de 40 anos de investigação, os mecanismos de ação responsáveis pela toxicidade cardíaca inerente ao uso de doses cumulativas de antraciclinas ainda não foram completamente elucidados. A cardiotoxicidade pode ser aguda ou crônica. A forma aguda ocorre nas primeiras 2 semanas, é transitória, rara e independente da dose utilizada. Caracteriza-se por alterações súbitas da repolarização ventricular, alterações eletrocardiográficas no intervalo QT, arritmias ventriculares e supraventriculares, síndromes coronarianas agudas, pericardite e miocardite.

Por outro lado, a forma crónica é mais comum, dependente da dose e sua manifestação mais comum é a insuficiência cardíaca. Os pacientes que fazem uso de doxorrubicina devem ser acompanhados por ecocardiogramas periódicos sendo o SGL um parâmetro útil para avaliar a função do ventrículo esquerdo. Várias estratégias clínicas têm sido postas em prática com o objetivo de atenuar a cardiotoxicidade da doxorrubicina incluindo o uso de inibidores da enzima conversora da angiotensina e de agentes betabloqueadores em pacientes que já apresentam alteração no SGL para prevenir disfunção ventricular.

Referência

McGowan JV, Chung R, Maulik A, Piotrowska I, Walker JM, Yellon DM. Anthracycline Chemotherapy and Cardiotoxicity. Cardiovasc Drugs Ther. 2017 Feb;31(1):63-75. doi: 10.1007/s10557-016-6711-0. PMID: 28185035; PMCID: PMC5346598.

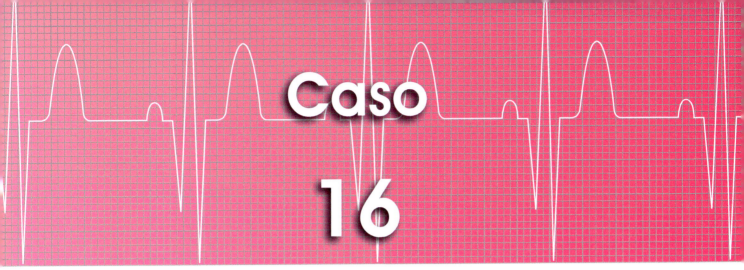

Caso 16

Rafael Sigaud

Paciente feminina, 29 anos, história de abortos repetitivos espontâneos, trombose venosa profunda no membro inferior esquerdo há 5 meses, em uso de rivaroxabana na dose de 20 mg/dia, sem outras comorbidades, deu entrada no serviço de emergência com afasia e hemiplegia braquial e crural à esquerda iniciadas 2 horas antes da admissão. Ao exame estava hipocorada +2/+4, PA 132/76 mmHg, FC = 86 bpm e livedo *reticularis* em tronco. Angioressonância de crânio evidenciou acidente vascular cerebral (AVC) em artéria cerebral média direita. Foi submetida à trombólise química com rt-PA. Qual a doença subjascente que mais provavelmente provocou o AVC?

Comentário

A paciente provavelmente apresenta a síndrome do anticorpo antifosfolipídio (SAF). A SAF é uma doença sistêmica autoimune caracterizada por tromboses arteriais e venosas, morbidade gestacional e presença de níveis séricos de anticorpos antifosfolipídios elevados e persistentemente positivos. A paciente acima apresentou abortos repetidos, trombose venosa profunda e AVC além de manifestações não específicas como livedo *reticularis*, combinação que sugere fortemente o diagnóstico de SAF. A confirmação laboratorial inclui: a) Lúpus anticoagulante (LA) presente no plasma em duas ou mais ocasiões com intervalo mínimo de 12 semanas; b) Anticardiolipinas (ACL) IgG ou IgM em títulos moderados a altos, em duas ou mais ocasiões com intervalo de, no mínimo, 12 semanas; c) Anti-beta2GPI IgG ou IgM presente no plasma em duas ou mais ocasiões com intervalo mínimo de 12 semanas.

O tratamento é anticoagulação oral permanente com varfarina em casos de trombose arterial ou venosa. Os anticoagulantes orais de ação direta necessitam de mais estudos para serem incorporados ao arsenal terapêutico da SAF.

Referência

Garcia D, Erkan D. Diagnosis and Management of the Antiphospholipid Syndrome. N Engl J Med. 2018 May 24;378(21):2010-2021. doi: 10.1056/NEJMra1705454. PMID: 29791828.

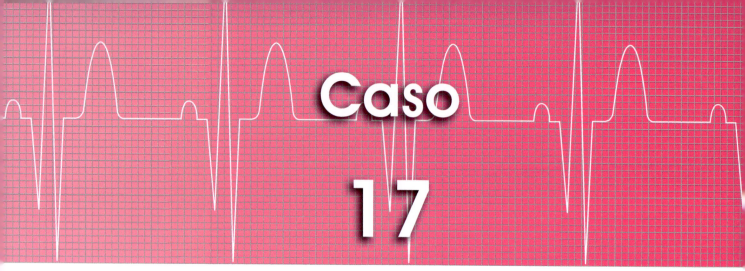

Caso 17

Rafael Sigaud

Paciente feminina de 74 anos apresentando insuficiência cardíaca com fração de ejeção reduzida (fração de ejeção de 34 %) e doença renal crônica em uso de espironolactona, sacubitril/valsartana 100 mg/dia, bisoprolol 5 mg/dia, dapagliflozina 10 mg/dia e furosemida 160 mg/dia é admitida na emergência referindo astenia intensa. Foi realizado o eletrocardiograma abaixo (Figura 3.4). Qual a hipótese diagnóstica?

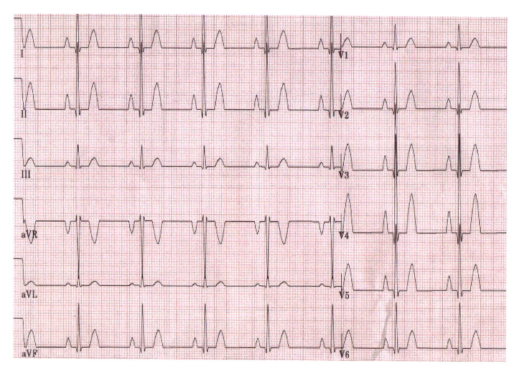

Figura 3.4. ECG mostrando aumento importante das ondas T.

Comentário

O apiculamento de onda T sugere hiperpotassemia. A dosagem de potássio plasmático foi de 6,4 mE/L. As medicações sacubitril/valsartan e espironolactona, devem ser suspensas de imediato pois elas aumentam a concentração de potássio plasmático. Essas drogas devem ter as suas dosagens já reduzidas quando o potássio plasmático for superior a 5,5 mEq/L e descontinuadas quando a concentração de potássio permanecer elevada após a redução da dose.

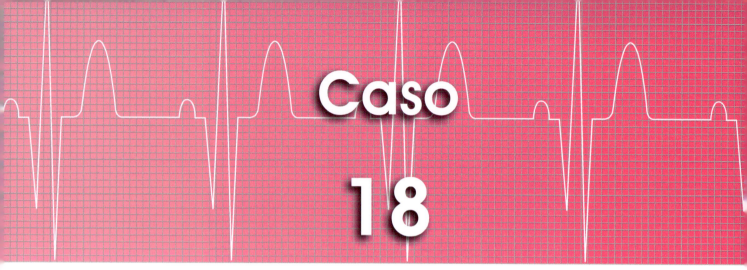

Daniel Damasceno

Paciente masculino de 70 anos, portador de hipertensão arterial sistêmica, diabete melito tipo 2, tabagismo e etilismo, fazendo uso regular de losartana 50 mg VO 12/12h, hidroclorotiazida 25 mg VO 1x ao dia, metformina 850 mg VO 2x ao dia e gliclazida 60 mg 1 × ao dia que iniciou há 8 dias com tosse, inicialmente seca e depois com secreção amarelada, febre, coriza, cefaleia e astenia tratados sintomaticamente. Foi levado ao hospital por apresentar confusão mental e dispneia. Ao exame apresentava-se sonolento e desidratado, sem déficit neurológico focal, taquipneico, em macronebulização 1-2 L/min, com esforço respiratório e uso de musculatura acessória, tempo de enchimento capilar de 5 segundos, anictérico, desidratado ++/4+, PA 80/50 mmHg, FC 126 bpm, SaO_2 86% FR:30 irpm, presença de estertores crepitantes na base do pulmão direito. A gasometria arterial revelou pH 7,26, PCO_2 22 mmHg, PO_2 54 mmHg, HCO_3 17 mEq/L, SaO2 88 % e Lactato 4,2 mMol/L. Exames laboratoriais adicionais revelaram Hb 12 g/dL Hematócrito 35,8%, Leucocitos 14.500/mm³; bastões 14%, plaquetas 18.000/mm³, PCR 80 mg/dL, ureia 84 mg/dL, creatinina 1,4 mg/dL. Teste para COVID foi negativo. Exame radiológico de tórax revelou consolidações na base direita. Foram puncionados veia jugular interna e artéria radial direitos. Após a administração rápida de 1.500 mL de Ringer lactato IV, não houve aumento da pressão arterial e a concentração de lactato aumentou para 5,1 mMol/L. Qual a hipótese diagnóstica e a conduta mais adequada?

Comentário

Trata-se de um paciente com choque séptico (evidência de infecção, hipotensão arterial após reposição volêmica e hiperlactatemia) de foco pulmonar. O tratamento consiste em colher culturas, iniciar antibioticoterapia rapidamente, administrar 30 mL/kg de cristaloides em aproximadamente 3 horas, monitorar a concentração arterial de lactato, considerar o uso de vasopressores precocemente e oferecer suporte clínico. Foram coletadas culturas, iniciados ceftriaxone, azitromicina, vancomicina (a possibilidade de pneumonia stafilocócica foi aventada devido à história prévia sugestiva de influenza) e oseltamivir, introduzido um cateter vesical de demora para controle da diurese, realizada intubação orotraqueal e colocado em ventilação mecânica, iniciada infusão venosa de noradrenalina, solicitado gasometria arterial e venosa bem como lactato arterial seriados e ecocardiograma.

Referência

Evans L, Rhodes A, Alhazzani W, Antonelli M, Coopersmith CM, French C, et al. Surviving sepsis campaign: international guidelines for management of sepsis and septic shock 2021. Intensive Care Med. 2021 Nov;47(11):1181-1247. doi: 10.1007/s00134-021-06506-y. Epub 2021 Oct 2. PMID: 34599691; PMCID: PMC8486643.

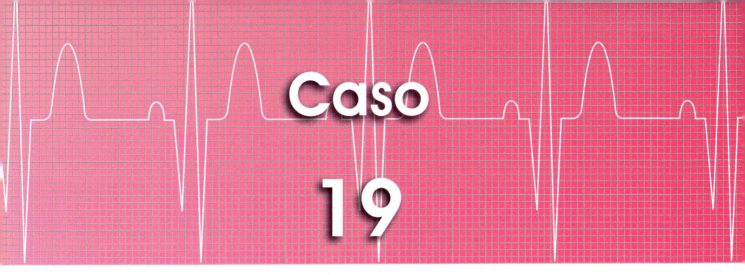

Caso 19

Daniel Damasceno

Paciente masculino, 80 anos, portador de hipertensão arterial sistêmica, diabete melito, doença renal crônica, cirrose por vírus C e DPOC sem acompanhamento médico nem tratamento regulares internou com relato de fraqueza, febre, disúria e dispneia. Relata que usou inúmeras vezes salbutamol spray aerossol nas últimas horas por conta própria. Ao exame estava acordado, orientado, temperatura axilar de 38,6 °C, PA 70/50 mmHg, FC 115 bpm, FR 24 irpm e exame físico sem anormalidades, exceto estertores e roncos difusos nos pulmões. Os exames de laboratório revelaram hemoglobina 11 g/dL, leucócitos 16.000/µL, bastões 14%, plaquetas 97.000/µL, Ureia 90 mg/dL, creatinina 1,6 mg/dL, Bilirrubina total 2,6 mg/dL, TGO: 99U/L; TGP: 165U/L; fosfatase alcalina 605 mg/dL, gama-GT: 334U/L; atividade de protrombina normal, exame de urina com coloração turva, leucocitúria abundante, teste do nitrito positivo e bactérias em grande quantidade, gasometria arterial com pH = 7,20, pCO_2 = 30 mmHg, pO_2 = 90 mmHg, bicarbonato =10 mEq/L, Sat 95%, lactato arterial 3,3 mMol/L. O paciente foi imediatamente colocado em ventilação não invasiva, recebeu 1.000 mL de soro fisiológico e foi encaminhado para a UTI. Qual o provável diagnóstico e provável mecanismo da hiperlactatemia?

Comentário

Trata-se de um paciente com várias comorbidades que procura o hospital com quadro de sepse (evidência de infecção urinária associada à disfunção hemodinâmica) de causa urinária, A conduta mais adequada consiste em colher cultura e iniciar antibioticoterapia rapidamente. Por estar hipotenso e apresentar hiperlactatemia, o paciente deve também receber 30 mL/kg de cristaloides IV. Por se tratar de uma paciente grave, a internação em uma UTI está indicada. Considerando que as causas da hiperlactatemia no paciente grave são: 1) aumento da velocidade da via glicolítica secundária à produção elevada de adrenalina (todos agentes agonistas beta-2 aumentam a via glicolítica e consequentemente a produção de piruvato e lactato; 2) anaerobiose, 3) disfunção hepática (o lactato é depurado no fígado), 4) uso de fármacos agonistas beta-2 como o salbutamol, adrenalina e outros, e 5) inibição da enzima piruvato desidrogenase (comum na sepse), este paciente pode apresentar hiperlactatemia através de todos os mecanismos acima.

Referência

Suetrong B, Walley KR. Lactic Acidosis in Sepsis: It's Not All Anaerobic: Implications for Diagnosis and Management. Chest. 2016 Jan;149(1):252-61. doi: 10.1378/chest.15-1703. Epub 2016 Jan 6. PMID: 26378980.

Parte 2

Miscelânea II

Capítulo 5

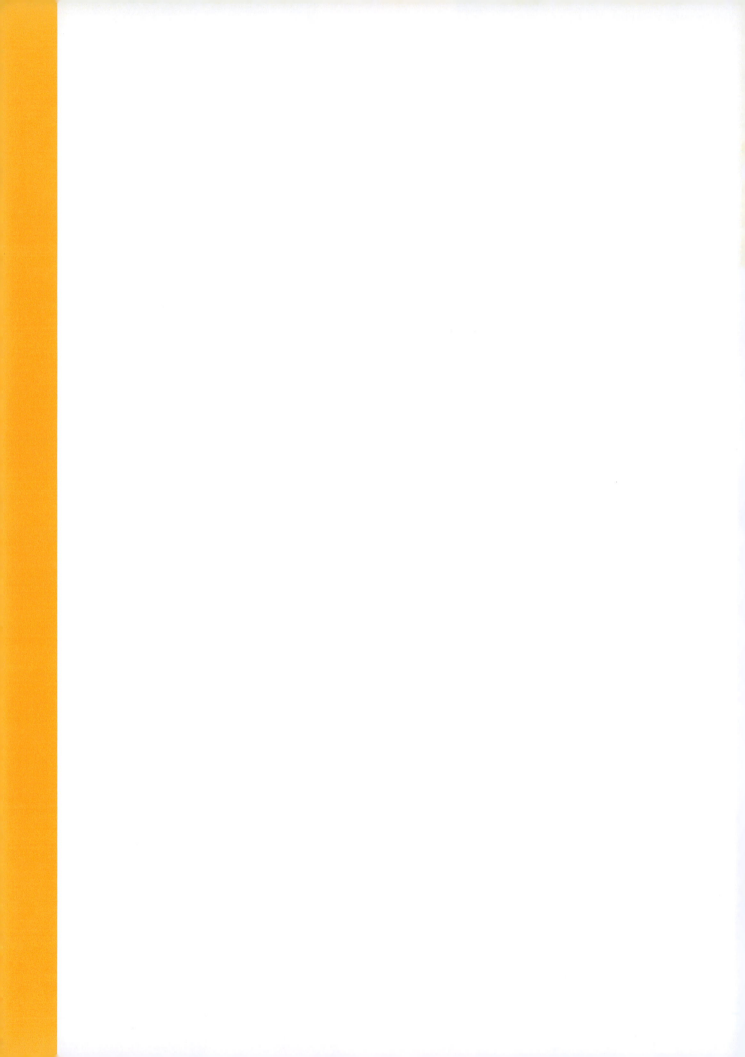

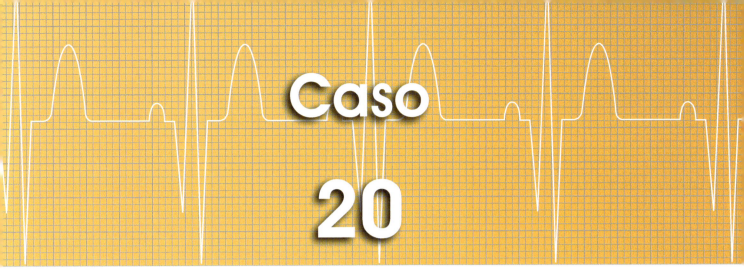

Caso 20

Flávio E. Nácul
Alice Viega

Paciente masculino 78 anos, portador de diabete melito tipo 2 e hipertensão arterial sistêmica, fazendo uso regular de metformina, dapagliflozina e losartana, procurou o setor de emergência com dor no hipogástrio e impossibilidade de urinar nas últimas 24 horas. Ao exame, apresentava sonolência, PA 120/70 mmHg, FC 88 bpm, ausculta pulmonar com estertores difusos e dor abdominal especialmente nas regiões mais inferiores do abdome, com provável distensão importante da bexiga. Os exames laboratoriais revelavam ureia 365 mg/dL; creatinina 16 mg/dL; Na 126 mEq/L; K 7,7 mEq/L e PO_4 7mg/dL. Foi realizada tomografia computadorizada de abdome e pelve (Figura 5.1), enquanto a passagem de cateter vesical produziu a eliminação de 1.200 mL de urina. Uma única sessão de hemodiálise foi realizada. A função renal normalizou nos dias subsequentes.

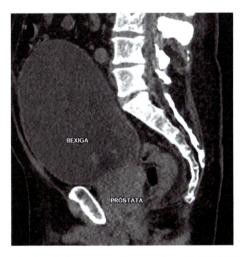

Figura 5.1. Tomografia computadorizada de abdome e pelve mostrando hiperplasia prostática e importante distensão da bexiga.

Comentário

O paciente acima apresenta insuficiência renal aguda (IRA) pós-renal secundária à hiperplasia prostática. A IRA consiste na redução rápida da taxa de filtração glomerular com consequente perda da homeostase hidroeletrolítica, que se manifesta por oligúria (nem sempre), retenção hídrica, elevação de ureia, creatinina, potássio e fósforo. A análise do sedimento urinário pode ser útil na avaliação (por exemplo, cilindros hemáticos sugerem glomerulonefrite aguda enquanto a presença de hemoglobinúria, na ausência de hemácias, pode estar associada à rabdomiólise). Outro método de grande importância na abordagem diagnóstica é o ultrassom (US) de vias urinárias que, além de detectar obstruções, pode demonstrar a presença de rins pequenos, com ecogenecidade aumentada e perda da diferenciação corticomedular, achados que sugerem doença renal pré-existente. A IRA pode ser classificada em pré-renal (redução da perfusão do rim), renal (dano tubular isquêmico ou tóxico) e pós-renal (obstrução das vias urinárias). A abordagem inclui o tratamento da causa, suporte clínico e prevenção das complicações. A hemodiálise pode ser necessária em: 1) Sobrecarga importante de volume; 2) Hiperpotassemia, acidose metabólica e hiperfosfatemia graves; e 3) Sinais e sintomas de uremia (fraqueza, anorexia, náuseas, vômitos e sonolência). O caso acima demonstra um paciente com IRA por hiperplasia de próstata ilustrando a importância do exame de imagem na abordagem diagnóstica.

Referência

Bellomo R, Kellum JA, Ronco C. Acute kidney injury. Lancet. 2012 Aug 25;380(9843):756-66. doi: 10.1016/S0140-6736(11)61454-2. Epub 2012 May 21. PMID: 22617274.

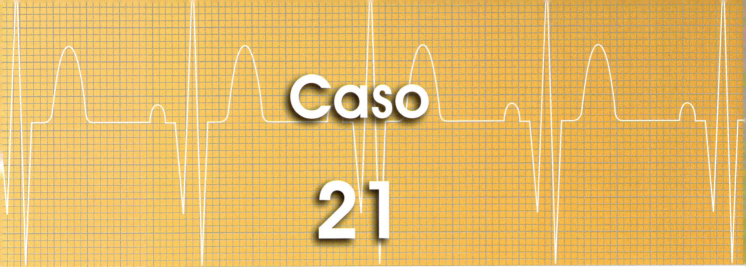

Caso 21

Flávio E. Nácul
Alice Viega

Paciente feminina, 79 anos, submetida à vertebroplastia lombar, apresentou fístula liquórica como complicação. Optou-se por conduta conservadora e iniciou-se tratamento com acetazolamida, por 7 dias. Recebeu alta hospitalar após resolução da fístula. A evolução dos valores laboratoriais de bicarbonato e *base excess* durante a internação estão demonstrados no Tabela 5.1.

Tabela 5.1. D= dia; D0 = dia antes do início do tratamento com acetazolamida

	D0	D1	D3	D5	D7
Potássio (mEq/L)	4,4	3,9	3,9	3,7	3,5
Bicarbonato (mEq/L)	28	25	22	20	19
BE (mEq/L)	2,2	0,4	-2,7	-3,9	-5

Comentário

A acetazolamida é um fármaco inibidor da enzima anidrase carbônica que reduz a secreção de hidrogênio e aumenta a eliminação de bicarbonato e potássio nos túbulos renais, provocando acidose metabólica e formação de urina alcalina. Ela também reduz a produção de humor aquoso e líquor. Utilizada desde 1950, a acetazolamida tem sido indicada no tratamento do glaucoma, hipertensão intracraniana, alcalose metabólica, doença de altitude e epilepsia. Seus efeitos adversos incluem acidose metabólica grave, hipopotassemia, fraqueza muscular, parestesias, sonolência e tonturas. A tabela acima demonstra a evolução da concentração plasmática de potássio, bicarbonato e *base excess* no paciente em questão, onde é possível observar uma tendência à sua redução.

Referência

Shukralla AA, Dolan E, Delanty N. Acetazolamide: Old drug, new evidence? Epilepsia Open. 2022 Sep;7(3):378-392. doi: 10.1002/epi4.12619. Epub 2022 Jun 14. PMID: 35673961; PMCID: PMC9436286.

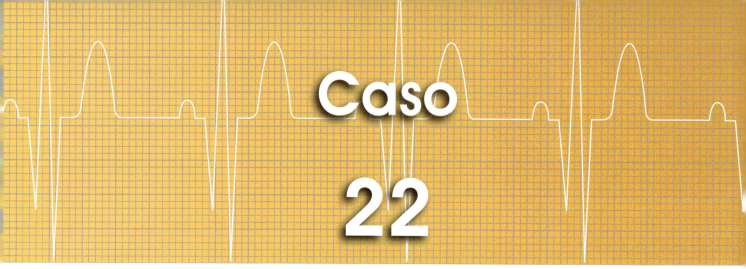

Caso 22

Flávio E. Nácul
Alice Viega

Paciente masculino, 50 anos, sem comorbidades conhecidas, apresentou desconforto torácico e discreta dispneia após sessão de musculação. Como não obteve alívio dos sintomas após 6 horas, procurou atendimento médico em setor de emergência onde foi solicitada a tomografia de tórax apresentada abaixo (Figura 5.1).

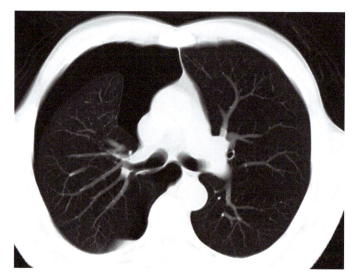

Figura 5.1. Tomografia de tórax do paciente.

Comentário

O paciente acima apresentou pneumotórax espontâneo primário à direita com volume de aproximadamente 30% do hemitórax associado à dor torácica e dispneia. Pneumotórax espontâneo é aquele sem causa aparente. Ele pode ser classificado como primário ou secundário, dependendo da presença ou não de doença pulmonar subjacente. A abordagem recomendada pela literatura para casos de pneumotórax espontâneo com sintomas ou naqueles com volume superior a 20% do hemitórax, é a drenagem torácica e aspiração contínua. No caso acima, após a drenagem torácica com aspiração contínua, o paciente deixou de apresentar fuga aérea pelo dreno e reexpandiu o pulmão. No quinto dia, foi realizada a retirada do dreno, seguida de alta hospitalar, no sexto dia de internação.

Referência

Mendogni P, Vannucci J, Ghisalberti M, Anile M, Aramini B, Congedo MT, Nosotti M, Bertolaccini L; Collaborators of the Pneumothorax Working Group, on behalf of the Italian Society for Thoracic Surgery (endorsed by the Italian Ministry of Health) Collaborators of the Pneumothorax Working Group; D'Ambrosio AE, De Vico A, Guerrera F, Imbriglio G, Pardolesi A, Schiavon M, Russo E. Epidemiology and management of primary spontaneous pneumothorax: a systematic review. Interact Cardiovasc Thorac Surg. 2020 Mar 1;30(3):337-345. doi: 10.1093/icvts/ivz290. PMID: 31858124.

… Parte 2

Miscelânea III

Capítulo 6

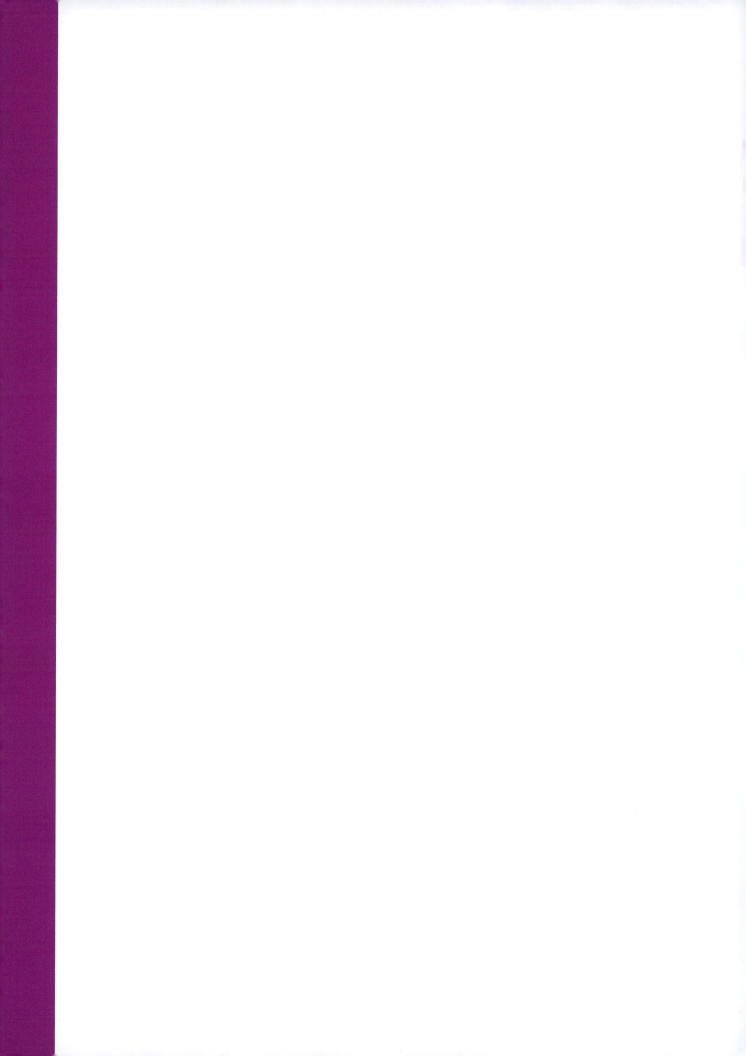

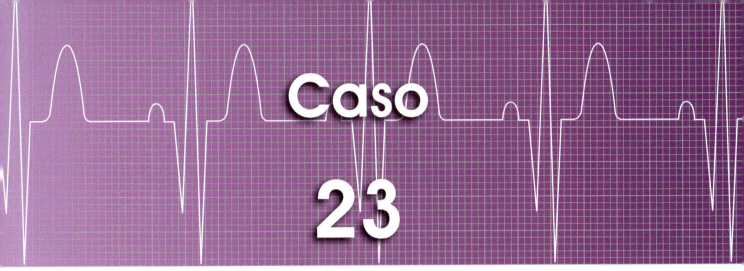

Flávio E. Nácul
Alice Viega

Paciente masculino, 72 anos, portador de hipertensão arterial sistêmica e diabete melito tipo 2, em tratamento regular com losartana, metformina e empaglifozina, é internado no hospital com quadro de pneumonia comunitária e é tratado com a associação de ceftriaxona e azitromicina, com boa evolução. Por apresentar episódios de hiperglicemia, recebeu repetidas doses de insulina simples subcutânea (SC) durante a internação, segundo o protocolo do serviço. No momento da alta hospitalar, já sem acesso venoso, o paciente apresentou quadro de rebaixamento do nível de consciência e sudorese importante. A glicemia capilar medida foi de 42 mg/dL. Qual a conduta mais adequada?

Comentário

A hipoglicemia (glicemia < 70 mg/dL) é considerada uma emergência médica e deve ser tratada prontamente. Para pacientes internados e conscientes, a conduta mais adequada é oferecer suco adoçado, sachê de glicose em gel ou açúcar diluído em água. Para pacientes inconscientes com acesso venoso disponível, a sugestão consiste em administrar 20 mL de glicose a 20% intravenoso (IV). Para pacientes com rebaixamento do nível de consciência e sem acesso venoso, o melhor tratamento é o uso de glucagon 1 mg intramuscular (IM) ou SC. A dosagem da glicemia deve ser repetida após 15 a 30 minutos para certificar-se de que ultrapassou 70 mg/dL. O paciente acima apresentava redução do nível de consciência e não tinha acesso venoso disponível. A melhor solução foi administrar 1 mg de glucagon SC que resultou na recuperação da consciência quase imediata, elevando a glicemia capilar a 93 mg/dL após 20 minutos.

Referência

Cruz P. Inpatient Hypoglycemia: The Challenge Remains. J Diabetes Sci Technol. 2020 May;14(3):560-566. doi: 10.1177/1932296820918540. PMID: 32389071; PMCID: PMC7576945.

Caso 24

Flávio E. Nácul
Alice Viega

Paciente feminina, 65 anos, portadora de hipertensão arterial sistêmica e diabete melito tipo 2, em uso de losartana e metformina, procurou a emergência com dispneia, tosse e dor torácica. Informa que há 10 dias foi atendida no mesmo local com queixas semelhantes quando uma radiografia de tórax evidenciou pneumonia com derrame pleural. Na ocasião foi coletado escarro induzido para pesquisa de BAAR com resultado negativo em 2 amostras e a paciente foi orientada a usar amoxicilina/clavulanato associados a azitromicina. Nesse novo atendimento médico, observa-se uma paciente emagrecida, eupneica em ar ambiente, com murmúrio vesicular abolido nos 2/3 inferiores do hemitórax direito e crepitações difusas. O exame de laboratório demonstrou leucocitose, além de proteína C reativa (PCR) e glicemia elevados. Foi solicitada tomografia de tórax (Figura 6.1). Qual o diagnóstico mais provável e conduta mais adequada?

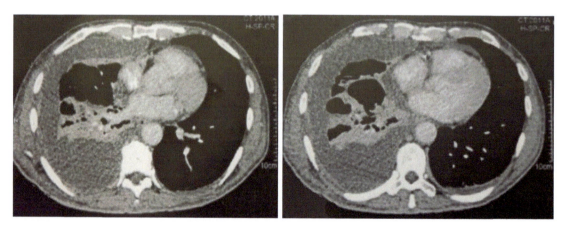

Figura 6.1. Tomografia computadorizada de tórax.

Comentário

A tomografia de tórax demonstrou volumoso derrame pleural loculado no hemitórax direito, evidenciando o surgimento de empiema como complicação do derrame pleural parapneumônico (DPP). O DPP desenvolve-se inicialmente como um exsudato reacional, de aspecto claro, não viscoso, com baixa celularidade, ausência de bactérias, pH normal, valores baixos de desidrogenase láctica (DLH) e glicose. Se o processo não for controlado com o uso de antibióticos, o derrame pode se tornar complicado, com identificação de bactérias (evidência de microrganismos corados pelo método de Gram ou crescimento de bactérias na cultura do derrame), pH < 7,2, glicose < 40 mg% e DHL > 1.000 U/l, indicando intenso processo inflamatório e grande possibilidade de evolução para empiema. O tratamento do DPP complicado inclui o uso de antibióticos associado à drenagem torácica. No empiema, além de antibióticos e drenagem torácica, pode ser necessária videotoracoscopia e o uso de fibrinolíticos, para destruir septações e facilitar o manejo do empiema.

Referências

Shen KR, Bribriesco A, Crabtree T, et al. The American Association for Thoracic Surgery consensus guidelines for the management of empyema. The Journal of Thoracic and Cardiovascular Surgery, 2017. 153:e129. DOI: https://dx.doi.org/10.1016/j.jtcvs.2017.01.030.

Parte 2

Gastroenterologia

Capítulo 7

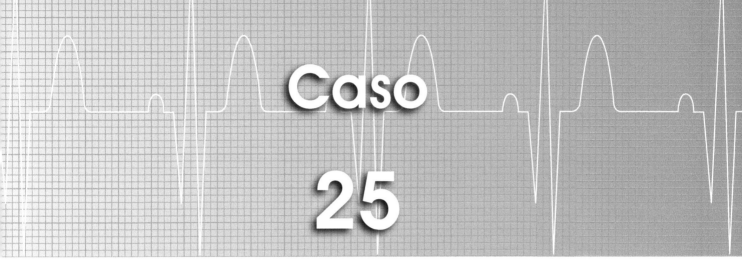

Caso 25

Bruna Cerbino de Souza
José Galvão-Alves

Paciente do sexo masculino, 39 anos, previamente hígido, dá entrada na emergência queixando-se de "urina cor de coca cola". O paciente relata que, há alguns dias, vem sentindo-se indisposto, com náuseas, febre baixa e anorexia. Hoje, sua esposa notou o surgimento de icterícia. Nega etilismo, tabagismo, uso regular de medicamentos, suplementos, chás ou drogas ilícitas.

Ao exame físico, febril (temperatura axilar 38 °C), foi observada icterícia cutaneomucosa (3/4+), além de dor abdominal em quadrante superior direito, sendo o fígado palpável a 3 cm do rebordo costal. Sem manifestações neuropsiquiátricas. Como conduzir a investigação diagnóstica deste caso?

Comentário

A icterícia associada à presença de colúria sugere que seja uma icterícia às custas do aumento de bilirrubina direta, orientando o diagnóstico anatômico para o fígado e vias biliares. A colestase pode ser dividida em intra e extra-hepática. A extra-hepática é provocada por obstrução da via biliar, sendo a coledocolitíase, estenoses benignas e a neoplasia periampular as etiologias mais comuns. Neste caso, os sintomas que precederam o surgimento da icterícia são inespecíficos e de surgimento recente, agudo, compatível com o período prodrômico de uma infecção viral.

A ultrassonografia de abdome mostrou vias biliares normais, ausência de cálculos na vesícula biliar e fígado de consistência elástica, bordas finas, superfície lisa, porém aumentado de tamanho (hepatomegalia), sugerindo tratar-se de uma colestase intra-hepática.

Os exames bioquímicos essenciais, e que foram solicitados para este caso, são: Hem $5.05 \times 10^6/mm^3$, hemoglobina 15.9 g/dL, hematócrito 46.5%, leucócitos 4.080/µL, plaquetas 180.000/µL, bilirrubina total 10.23 mg/dL, bilirrubina direta 9 mg/dL, bilirrubina indireta 1,23 mg/dL, ALT 5422 U/L, AST 3636 U/L, fosfatase alcalina 260 U/L, gamaGT 284 U/L, INR 1,3. Eletrólitos e função renal normais.

Transaminases acima de 1.000 U/L, habitualmente são observadas em 3 situações clínicas: hepatites virais, isquemia e lesão hepática induzida por drogas (DILI). Nas hepatites virais agudas, ALT e AST se elevam antes mesmo do surgimento dos sintomas, sendo a ALT caracteristicamente mais alta.

A hiperbilirrubinemia, às custas da fração direta, surge mais tardiamente, cerca de 1 semana após os primeiros sintomas, e é acompanhada pelo aumento de enzimas canaliculares (fosfatase alcalina e gamaGT). Na ocasião do aparecimento da icterícia, as aminotransferases já podem estar em queda.

Na medida em que a história clínica, exame de imagem e análise laboratorial corroboram para a hipótese de hepatite viral aguda, resta fazer o diagnóstico etiológico, com a solicitação das sorologias virais.

A sorologia que confirma o diagnóstico da infecção aguda pelo HAV é a dosagem do anti-HAV IgM. No entanto, como não há como distinguir a infecção pelo vírus A através do exame físico, solicitamos também as sorologias para os vírus B e C, e consideramos ainda a pesquisa do HEV, em regiões endêmicas, e de outros vírus não hepatotrópicos que, no entanto, podem cursar com hepatite aguda, como é o caso do citomegalovírus, Epstein-Barr, herpes simples, parvovírus e o vírus da dengue. Nessas viroses, os niveis de enzimas e bilirrubinas são menos elevadas porém, eventualmente, podem se manifestar como uma hepatite viral hepatotrópica clássica.

Estabelecido o diagnóstico de hepatite aguda pelo HAV, o tratamento é feito com sintomáticos, repouso relativo, a dieta que o paciente tolerar e abstenção de álcool e outras drogas com potencial hepatotóxico por 6 meses. Orientar o paciente quanto ao curso autolimitado da doença, ou seja, não evolui para cronicidade; reforçar medidas de higiene (mecanismo de transmissão: fecal-oral); alertar para os sinais de falência hepática aguda, um evento raro (menos de 1% dos casos), mas que os pacientes e acompanhantes devem ter ciência para resposta rápida (como alteração do sensório/padrão do sono, sangramentos), e por fim, informar sobre o risco de recaída em até 20% dos casos, com reaparecimento dos sintomas, alteração laboratorial e detecção do HAV IgM podendo ocorrer mesmo após a normalização bioquímica completa, caracterizando um curso flutuante, e por vezes, prolongado. Esses casos costumam ocorrer em pacientes por volta da quarta e quinta décadas de vida.

Referência

Brasil. Ministério da Saúde. Secretaria de Vigilância em Saúde. Departamento de Vigilância, Prevenção e Controle das Infecções Sexualmente Transmissíveis, do HIV/Aids e das Hepatites Virais. Manual Técnico para o Diagnóstico das Hepatites Virais/Ministério da Saúde, Secretaria de Vigilância em Saúde, Departamento de Vigilância, Prevenção e Controle das Infecções Sexualmente Transmissíveis, do HIV/Aids e das Hepatites Virais. – Brasília: Ministério da Saúde, 2018.

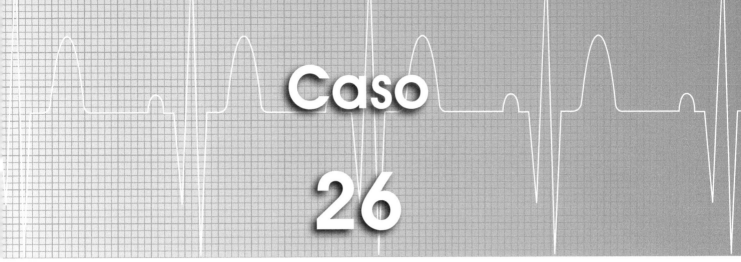

Caso 26

Bruna Cerbino de Souza
José Galvão-Alves

Paciente do sexo masculino, 79 anos, previamente hipertenso, dislipidêmico, coronariopata, em uso regular de valsartana 320 mg/dia, atorvastatina 40mg/dia e AAS 100mg/dia, refere ter iniciado, há cerca de 2 semanas, quadro de lombalgia mecânica, tendo feito uso, por conta própria, de dipirona 1g, 4x/dia + diclofenaco 50 mg, 3 x/dia, durante 1 semana. Hoje, procura a Unidade de Emergência com relato de fezes enegrecidas, com odor forte, e episódio de lipotimia. Nega etilismo ou tabagismo. Nega história familiar para neoplasias. Sinais Vitais: PA: 95 × 66 mmHg, FC: 96 bpm, Tax: 36 °C, SatO$_2$: 95%. Encontra-se em bom estado geral, vígil, lúcido e orientado, eupneico em ar ambiente, anictérico, acianótico, hipocorado (2/4+), desidratado (+/4+), afebril. Exame físico sem outras alterações, exceto por discreta dor à palpação em região epigástrica.

Laboratório: Hemoglobina 9,1 g/dL, leucócitos 6.330/µL, plaquetas 316.000/µL, PCR 3,2 (LSN: 1 mg/dL), ureia 134 mg/dL, creatinina 1,2 mg/dL, potássio 4,5 mmol/L, sódio 137 mmol/L, magnésio 1,9 mg/dL.

Qual a sua conduta?

Estamos diante de um paciente com melena, hipotenso, descorado, com relato de ter apresentado lipotimia, e que fez uso recente de anti-inflamatório não esteroidal. Portanto, nossa principal hipótese é doença ulcerosa péptica. Devemos monitorizá-lo, garantir acesso venoso calibroso e iniciar ressuscitação volêmica com solução cristaloide associado com suspensão da dieta por via oral. Iniciado esomeprazol 40 mg 12/12h e solicitada endoscopia digestiva alta, a qual evidenciou a presença de nicho ulceroso circular, raso, de bordas regulares, halo de hiperemia, de cerca de 1 cm de diâmetro, situado na pequena curvatura do antro pré-pilórico, sem sinais de sangramento ativo ou vaso visível (Forrest III – Quadro 7.1). Conclusão: úlcera gástrica em atividade, de aspecto péptico.

Quadro 7.1. **Classificação de Forrest**

Ia: sangramento em jato
Ib: sangramento em porejamento
IIa: vaso visível
IIb: coágulo aderido
IIc: mancha de hematina plana
III: úlcera com fundo limpo

Nenhum tipo de procedimento endoscópico hemostático foi realizado, exceto biópsias e pesquisa para *H. pylori*, as quais foram negativas. O paciente foi mantido sob terapêutica com inibidor de bomba de prótons (IBP), sem novos episódios de melena.

Diante da estabilidade clínica e da manutenção do nível de hemoglobina, recebeu alta hospitalar com prescrição de esomeprazol 40 mg 2 x/dia por 6 semanas, reposição de ferro e acompanhamento ambulatorial dos níveis hematimétricos. Orientado quanto à necessidade de reavaliação endoscópica para controle de cicatrização e novas biópsias da lesão, a fim de afastar malignidade. A presença de *H. pylori* deve ser sempre pesquisada.

Referência

Kamada T, Satoh K, Itoh T, Ito M, Iwamoto J, Okimoto T, Kanno T, Sugimoto M, Chiba T, Nomura S, Mieda M, Hiraishi H, Yoshino J, Takagi A, Watanabe S, Koike K. Evidence-based clinical practice guidelines for peptic ulcer disease 2020. J Gastroenterol. 2021 Apr;56(4):303-322.

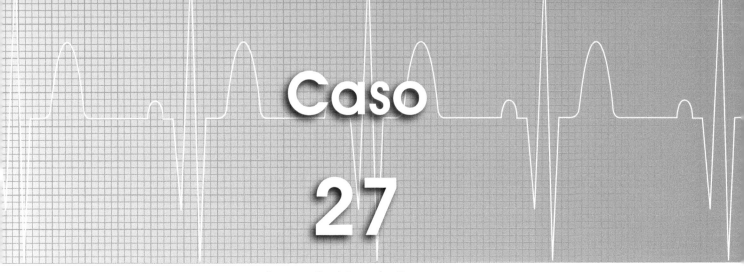

Caso 27

Bruna Cerbino de Souza
José Galvão-Alves

Paciente feminina, 85 anos, previamente hipertensa, diabética, dislipidêmica, hipotireóidea, portadora de osteoartrose em joelhos, foi diagnosticada com carcinoma hepatocelular avançado, com metástase óssea e, desde então vem fazendo uso de doses crescentes de opioides. No entanto, como paraefeito dessa droga, vem apresentando constipação intestinal. O que fazer?

Comentário

A constipação intestinal pode ser definida em razão da pouca frequência evacuatória (< 3 vezes por semana) ou, pela presença de fezes duras e ressecadas, esforço excessivo às dejeções com utilização de manobras digitais e percepção de evacuação incompleta. Ocorre em cerca de 10-20% da população adulta mundial, acometendo aproximadamente 30% dos idosos e predominando em mulheres de todas as faixas etárias. Os idosos estão mais suscetíveis em função de suas múltiplas comorbidades, uso inadvertido de substâncias obstipantes e polifarmácia, baixa atividade física, pior hábito alimentar e, por vezes, dificuldade em deambular.

Os opioides são substâncias com efeitos analgésicos potentes com efeitos colaterais expressivos, como tolerância, dependência, sedação e depressão respiratória. No trato gastrointestinal, suas reações adversas incluem: náuseas, vômitos, gastroparesia, dor e distensão abdominal, e constipação, sendo esta última a condição mais comum.

Constipação induzida por opioides (CIO) se refere ao distúrbio intestinal resultante da interação dessas substâncias no sistema nervoso central (SNC) e trato gastrointestinal (TGI), muito comum na prática clínica. Após revisão sistemática incluindo 8 estudos caso-controle, estima-se que a prevalência da CIO seja de 41% em pacientes com dor crônica de origem não neoplásica. Já nos pacientes oncológicos, foi encontrada em aproximadamente 94% desses doentes.

A ação dos opioides é mediada pelos receptores μ (mu), δ (delta) e κ (kappa), que se ligam às proteínas G inibitórias e estão amplamente presentes no SNC e TGI. Os receptores κ e δ são expressos principalmente no estômago e cólon proximal, enquanto os receptores μ se distribuem ao longo de todo o trato gastrointestinal. A CIO se desenvolve predominantemente como resultado da ativação dos receptores μ-opióides, que provocam uma hiperpolarização da membrana por meio da ativação direta dos canais de potássio (K+). Esse estado de hiperpolarização conduz à inibição dos canais de cálcio, resultando na produção de adenilato ciclase e, assim, na menor liberação de neurotransmissores pelos neurônios entéricos, ocasionando a diminuição do peristaltismo intestinal. Assim, diante de sua elevada prevalência, recentemente, o consenso de Roma IV incorporou e classificou como entidade distinta a CIO (Quadros 7.2 e 7.3), devendo esta seguir os mesmos critérios estabelecidos para os demais distúrbios funcionais, ou seja, obrigatoriamente deve ter início ao menos 6 meses antes do diagnóstico e o sintoma deve estar presente, invariavelmente, durante os últimos 3 meses, na vigência de terapia com opioides. A CIO pode ocorrer mesmo com o uso de baixas doses e a qualquer momento após o início do tratamento com tais fármacos.

Quadro 7.2. Doenças Funcionais Intestinais – Roma IV

Síndrome do intestino irritável (SII)
Constipação funcional
Diarreia funcional
Distensão/inchaço abdominal funcional
Distúrbio funcional não especificado
Constipação induzida por opioides

Quadro 7.3. Critérios diagnósticos para Constipação Intestinal Funcional – Roma IV

Dois ou mais dos seguintes achados
Esforço durante mais de ¼ (25%) das defecações
Fezes ressecadas ou duras (Bristol 1-2) em mais de ¼ (25%) das defecações
Sensação de evacuação incompleta em mais de ¼ (25%) das defecações
Sensação de bloqueio/obstrução anorretal em mais de ¼ (25%) das defecações
Manobra manual de facilitação da evacuação em mais de ¼ (25%) das defecações
Menos de três evacuações por semana
Fezes amolecidas estão raramente presentes sem o uso de laxativos
Critérios insuficientes para síndrome do intestino irritável

O tratamento da CIO se assemelha, de certa forma, ao da constipação funcional. Os pacientes acometidos podem ter algum benefício com a adoção de medidas conservadoras, que incluem o estímulo à maior ingestão hídrica, consumo de dieta rica em fibras, estabelecimento de hábito evacuatório e uso de laxativos. A lubiprostona, um ácido graxo bicíclico derivado de prostaglandina E1 (PGE1), surge como alternativa terapêutica. Para a paciente em questão, após resposta insatisfatória com o uso de laxativos osmóticos, optamos por iniciar a lubiprostona, na dose de 24 mcg, 2 x/dia, com boa resposta em termos de frequência de movimentos intestinais espontâneos e desconforto abdominal.

Referência

Lacy BE, Mearin F, Chang L, et al. Bowel Disorders. Gastroenterology. 2016; vol. 150(6):1393-1407.

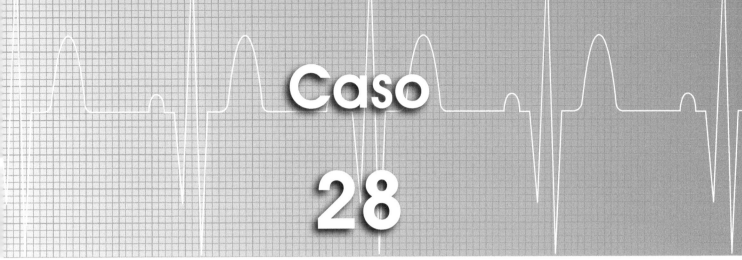

Bruna Cerbino de Souza
José Galvão-Alves

Paciente do sexo masculino, 56 anos, portador de cirrose hepática por álcool e vírus C, é trazido por familiares por apresentar confusão mental. Faz uso regular de furosemida, espironolactona, lactulose e rifaximina. Está afebril e os sinais vitais são normais. Ao exame, nota-se a presença de icterícia, *flapping* e letargia. Refere dor abdominal difusa à palpação.

Laboratório: hemoglobina 10,1 g/dL, leucócitos 5.210/μL, com 83% neutrófilos, plaquetas 45.000/μL, sódio 133 mEq/L, creatinina 1,3 mg/dL, bilirrubina total 4,1 mg/dL, ALT 21 U/L, AST 40 U/L, fosfatase alcalina 94 U/L, gamaGT 80 U/L, albumina 2,9 g/dL, TAP 18s, atividade da protrombina 55%, PCR 5,2 mg/dL.

Qual seria sua conduta?

Pacientes portadores de cirrose hepática, independentemente de sua etiologia, possuem maior suscetibilidade à infecções, devido às alterações na permeabilidade e microbiota intestinais, comprometimento do sistema retículo-endotelial, disfunção neutrofílica e imune, e redução da capacidade de opsonização do líquido ascítico. As infecções bacterianas são responsáveis por cerca de 50% das internações hospitalares destes pacientes, sendo as mais frequentes a peritonite bacteriana espontânea (PBE), infecção do trato urinário (ITU) e infecções do trato respiratório.

Assim, diante de um paciente sabidamente portador de cirrose hepática avançada, com ascite puncionável, que se apresenta com dor abdominal e piora da encefalopatia hepática, é imperativo realizar a paracentese diagnóstica, com quantificação de celularidade total e diferencial, glicose, LDH, proteínas totais e frações, além de bacterioscopia, cultura e antibiograma.

Se a contagem de polimorfonucleares for superior a 250 cels/mm^3 no líquido ascítico, a cultura for positiva, e causas secundárias de peritonite forem afastadas, o diagnóstico de PBE está feito. Diante da suspeita de PBE, antibioticoterapia empírica deve ser iniciada o mais precocemente possível, logo após a obtenção do líquido ascítico para cultura. No entanto, o tratamento está indicado independente do resultado da cultura, haja visto que 60% dos pacientes com PBE têm culturas negativas.

A maioria dos casos é provocada por enterobactérias Gram negativas, como *E. coli*, *Klebsiella spp.* e *Enterobacter spp.*, e o antimicrobiano de escolha é a cefalosporina de 3ª geração – cefotaxima 2 g de 8/8h, ou ceftriaxona 2 g 1 x/dia (IV), por 5-7 dias, se boa evolução. Além da antibioticoterapia, a administração de albumina, na dose de 1,5 g/kg no 1º dia e 1 g/kg no 3º dia, previne o surgimento de falência renal e reduz a mortalidade em pacientes com PBE. Ademais, após a resolução do quadro, a profilaxia para novos episódios de PBE é imperativa, pois o risco de recorrência é de cerca de 70% ao final de um ano. A terapêutica de escolha é norfloxacino 400 mg/dia, sendo uma alternativa de menor custo o sulfametoxazol/trimetoprim 800/160 mg/dia, e deve ser mantida até o transplante hepático, ou por tempo indefinido.

Referência

Marciano S, Díaz JM, Dirchwolf M, Gadano A. Spontaneous bacterial peritonitis in patients with cirrhosis: incidence, outcomes, and treatment strategies. Hepat Med. 2019 Jan 14;11:13-22.

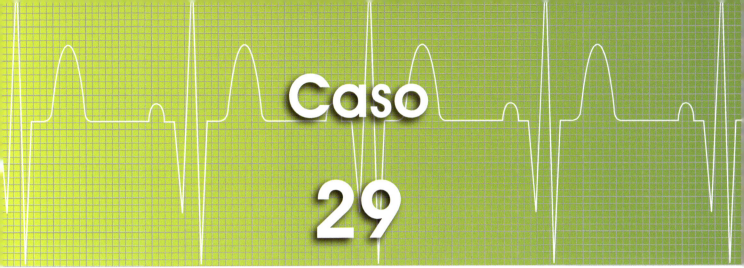

Caso 29

Bruna Cerbino de Souza
José Galvão-Alves

Paciente do sexo feminino, 50 anos, portadora de hipertensão arterial, *diabetes mellitus* tipo 1, dislipidemia. Dá entrada na emergência por apresentar náuseas, plenitude pós-prandial, sensação de empachamento e vômitos eventuais, há cerca de 8 meses, e que se agravou nas últimas 2 semanas. Refere perda ponderal de 6 Kg no período. Vinha fazendo uso de inibidor de bomba de prótons, sem melhora.

Sinais Vitais: PA 130 × 70 mmHg, FC: 72 bpm, Tax: 36,5 °C, $SatO_2$: 98%. Ao exame: Paciente em bom estado geral, vigil, lúcida e orientada, eupneica em ar ambiente, anictérica, acianótica, corada, desidratada (+/4+), afebril. Auscultas cardíaca e pulmonar normais. Abdome distendido, porém indolor à palpação sem sinais de irritação peritoneal.

Laboratório à admissão: hemoglobina 13,5 g/dL, leucócitos 8.300/µL, plaquetas 305.000/µL, sódio 138 mEq/L, potássio 3,3 mEq/L, magnésio 1,3 mEq/L, creatinina 1 mg/dL, ureia 35 mg/dL, PCR 0,9 mg/dL, hemoglobina glicada 9,6 %.

Qual sua principal hipótese e como confirmá-la?

Comentário

Trata-se de paciente diabética tipo 1, com mau controle glicêmico, que vem apresentando sintomas relacionados à gastroparesia, condição em que há um retardo no esvaziamento gástrico na ausência de obstrução mecânica, decorrente de disfunção neuromuscular, que cursa com prejuízo à acomodação gástrica, gerando sintomas como saciedade precoce, plenitude pós-prandial, náuseas, vômitos, distensão e dor abdominal.

O *diabetes* está entre as principais etiologias de gastroparesia, juntamente com os quadros medicamentosos (ex.: agonistas GLP-1, antidepressivos tricíclicos, agonistas dopaminérgicos, bloqueadores dos canais de cálcio), pós-infecciosos (ex.: após infecção por Salmonella, Epstein-Barr, herpes vírus, SARS-Cov2), pós-cirúrgicos (ex.: gastrectomia a Billroth II, fundoplicatura, transplante cardíaco), iatrogênicos e idiopáticos, em que não se identifica nenhum fator predisponente.

A hiperglicemia aguda, decorrente do controle glicêmico inadequado, provoca retardamento no esvaziamento gástrico, porém reversível, enquanto glicemias persistentemente elevadas, ou seja, hiperglicemia crônica se associa com um risco aumentado de neuropatia.

As complicações gastrointestinais do *diabetes* geralmente ocorrem em pacientes com mais de 5 anos de doença, sendo que as anormalidades no processo de esvaziamento gástrico podem ocorrer em diferentes níveis, comprometendo não só a acomodação gástrica proximal pós-prandial, mas gerando também uma redução na frequência das contrações antrais, devido à disfunção autonômica. Para se estabelecer o diagnóstico de gastroparesia, o primeiro passo consiste na realização de exame endoscópico (EDA) e exame de imagem (USG, seriografia, TC, RM de abdome), a fim de confirmar a ausência de lesão sólida, que possa estar interferindo na passagem do conteúdo do estômago para o duodeno.

A cintilografia para determinação do tempo de esvaziamento gástrico é o método padrão-ouro para o diagnóstico desta condição, sendo o estudo obtido após a ingestão de alimento sólido marcado com tecnécio (Tc^{99m}) que, através de imagens dinâmicas, obtidas em 1, 2 e 4h, confirma a retenção do radiofármaco na projeção do estômago, evidenciando o esvaziamento gástrico deficitário/lentificado (Figura 7.1).

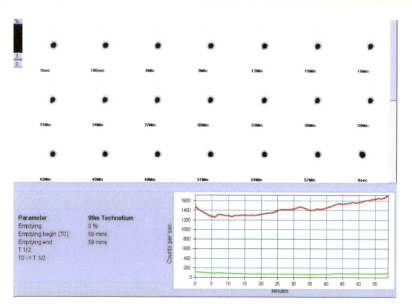

Figura 7.1. Cintilografia de esvaziamento gástrico – imagens dinâmicas de uma hora, evidenciando que não houve esvaziamento gástrico. Imagem gentilmente cedida pela Dra. Isabella Palazzo.

Feito o diagnóstico, as medidas terapêuticas incluem: correção dos distúrbios hidroeletrolíticos – nossa paciente recebeu hidratação venosa, com reposição de potássio e magnésio; introdução de agentes procinéticos (ex.: metoclopramida 10 mg 3 x/dia, 15-30 minutos antes das refeições principais; domperidona 10 mg, 3 x/dia, se ECG normal; macrolídeos, como eritromicina 40-200 mg, 3 x/dia); tratamento adequado da doença primária, que no caso da nossa paciente, consiste em otimizar o controle glicêmico; orientação dietética, devendo-se aconselhar o paciente a fracionar as refeições em porções menores, além de evitar o consumo de dieta rica em lipídios e fibras insolúveis. Nos casos refratários ao tratamento clínico, outras medidas terapêuticas podem ser adotadas, como injeção de toxina botulínica intrapilórica, piloroplastia, estimulação elétrica gástrica e, mais recentemente, a miotomia gástrica endoscópica peroral (G-POEM).

Referência

Camilleri M. Beyond Metoclopramide for Gastroparesis. Clin Gastroenterol Hepatol. 2022 Jan;20(1):19-24.

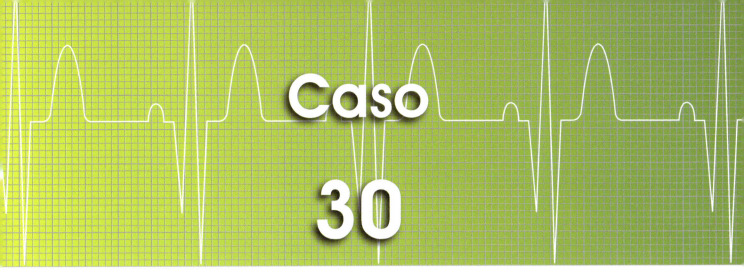

Caso 30

Bruna Cerbino de Souza
José Galvão-Alves

Paciente do sexo masculino, 21 anos, estudante de medicina, relata que, durante períodos de jejum durante os plantões, sua esclera adquire coloração amarelada. Exame físico normal. Laboratório: hemoglobina 15,6 g/dL, leucócitos 7.300/μL, plaquetas 400.000/μL, bilirrubina total 2,6 mg/dL, bilirrubina direta 0,3 mg/dL, bilirrubina indireta 1,3 mg/dL, AST 22 U/L, ALT 23 U/L, fosfatase alcalina 109 U/L. Reticulócitos normais. Qual o provável diagnóstico?

Comentário

Trata-se de paciente jovem com síndrome de Gilbert, o distúrbio hereditário da glicuronidação da bilirrubina mais comum, com uma prevalência estimada em 3-13% da população mundial. Constitui-se em uma desordem autossômica recessiva, cujo defeito genético produz uma redução na atividade da enzima glucuronil transferase, responsável pela conjugação da bilirrubina indireta em direta. Assim, em decorrência da hiperbilirrubinemia indireta, os pacientes acometidos apresentam episódios de icterícia leve intermitentes, especialmente quando encontram-se doentes, sob jejum prolongado, desidratação, estresse ou após a realização de atividade física. Exceto os períodos ictéricos, os indivíduos são tipicamente assintomáticos.

Afeta mais comumente o sexo masculino, numa proporção 2:1, e habitualmente é diagnosticada após a puberdade, quando alterações nas concentrações de esteroides sexuais afetam o metabolismo da bilirrubina, levando ao aumento de sua concentração plasmática.

O diagnóstico presuntivo pode ser feito diante do quadro clínico compatível associado aos achados laboratoriais de hiperbilirrubinemia indireta, na ausência de anemia hemolítica, e diante de valores normais de transaminases e fosfatase alcalina. O teste genético pode confirmar o diagnóstico.

Devemos explicar ao paciente que se trata de condição benigna, sem prejuízo na morfologia e função hepática, e sem necessidade de tratamento específico. Os pacientes devem ser orientados a evitar, sempre que possível, as condições desencadeantes.

Referência

Memon N, Weinberger BI, Hegyi T, Aleksunes LM. Inherited disorders of bilirubin clearance. Pediatr Res. 2016 Mar;79(3):378-86.

Parte 2

Fibrilação Atrial

Capítulo 8

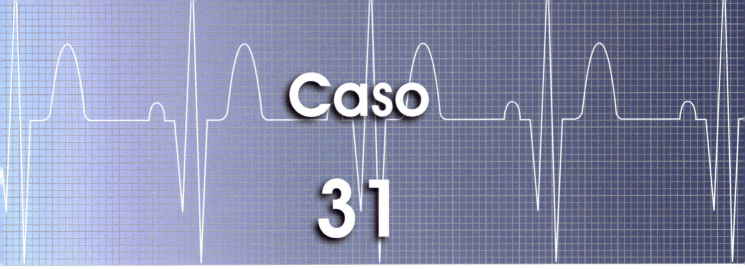

Ricardo Carneiro

Paciente masculino 70 anos, diabético, com última hemoglobina glicada (HbA1c) 8,0%, hipertenso, obeso com índice de massa corporal (IMC) de 35 kg/m², sedentário, tabagista ativo e etilista social, portador de apneia obstrutiva do sono grave sem tratamento adequado, e de fibrilação atrial (FA) paroxística. Interna eletivamente para realização de ablação da FA, por cateter. Dois meses após o procedimento, o paciente reinterna com FA de alta resposta ventricular.

Como podemos otimizar os ajustes pré-ablação para aumentar o sucesso na manutenção do ritmo sinusal?

Comentário

A seguir encontram-se as metas para o melhor desfecho do controle de ritmo:
- Glicemia: Redução da HbA1c > 1,0% (HbA1c alvo < 6,5%).
- Controle da hipertensão.
- Obesidade/sobrepeso: Redução do peso ≥ 10% do peso inicial (IMC alvo < 27 kg/m²).
- Cessação do tabagismo.
- Controle da dislipidemia.
- Redução da ingesta de álcool e, para os alcoólicos, cessação.
- Diagnóstico e tratamento da síndrome da apneia obstrutiva do sono.
- Atividade física sem excesso.

Referência

Hindricks G, Potpara T, Dagres N, Arbelo E, Bax JJ, Blomström-Lundqvist C, Boriani G, Castella M, Dan GA, Dilaveris PE, Fauchier L, Filippatos G, Kalman JM, La Meir M, Lane DA, Lebeau JP, Lettino M, Lip GYH, Pinto FJ, Thomas GN, Valgimigli M, Van Gelder IC, Van Putte BP, Watkins CL; ESC Scientific Document Group. 2020 ESC Guidelines for the diagnosis and management of atrial fibrillation developed in collaboration with the European Association for Cardio-Thoracic Surgery (EACTS): The Task Force for the diagnosis and management of atrial fibrillation of the European Society of Cardiology (ESC) Developed with the special contribution of the European Heart Rhythm Association (EHRA) of the ESC. Eur Heart J. 2021 Feb 1;42(5):373-498.

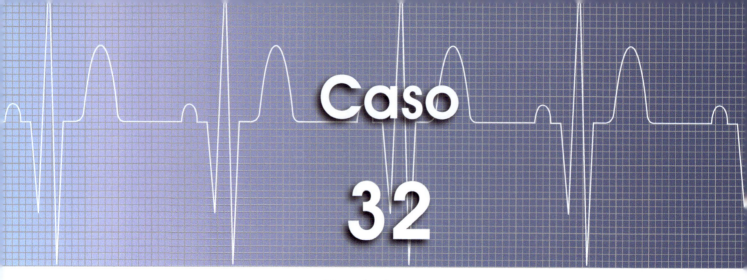

Caso 32

Ricardo Carneiro

Paciente 40 anos, 82 kg, interna por quadro de fibrilação atrial (FA), primeiro episódio, com início há 2 horas. Relata ter começado a sentir palpitações após estresse no trabalho. Nega comorbidades e apresenta ecocardiograma transtorácico da admissão, sem doença cardíaca estrutural. Qual a melhor conduta para esse paciente?

Comentário

A cardioversão química com propafenona 600 mg é uma excelente opção porque ela apresenta uma taxa de sucesso de reversão maior que 90% quando utilizada em até 2 h do inicio da arritmia. Vale lembrar, que a primeira reversão deve sempre ser realizada no ambiente hospitalar para se testar a segurança do método e recomenda-se que o paciente use um betabloqueador ou bloqueador do canal de cálcio, trinta minutos antes da dose da propafenona, para se evitar *flutter* atrial com alta resposta ventricular. Após a reversão da arritmia, o ritmo sinusal pode ser mantido através do uso de fármacos como amiodarona, propafenona e sotalol (Tabela 8.1).

Tabela 8.1. Principais medicamentos, posologia e efeitos adversos mais comuns

Fármaco	Via	Dose de ataque (mg)	Dose de manutenção (mg/dia)	Intervalo de doses (hora)
Amiodarona	Oral	800-1.600/dia por 15-20 dias	200-400	24
	IV	150-1.200	100-300	
Propafenona	Oral	-	450-900	8
	IV	150	2 mg/minuto	
Sotalol	Oral	-	160-480	12

- Propafenona: depressão moderada da contratilidade miocárdica; gosto metálico, visão borrada, náusea, constipação, tontura; agranulocitose.
- Betabloqueadores: bradicardia, broncoespasmo, erupção cutânea, fadiga, depressão mental, pesadelos.

Continua

(Continuação)

- Amiodarona: pneumonite (1-23%); neuropatia periférica, tremor, insônia e ataxia; fotossensibilização (90%); hipo e hipertireoidismo (1-14%); depósitos na córnea, com repercussões visuais (3-13%); insuficiência cardíaca, bradicardia; intolerância digestiva, hepatite medicamentosa; coloração azulada da pele; exacerbação de asma brônquica; alterações no metabolismo dos glicídios e triglicerídeos; epididimite; disfunção renal.
- Sotalol: *torsades de pointes* (2,4%); bradicardia, fadiga, astenia, dispneia, tontura (2-4%).

Adaptada de Zimerman L et al.

Referências

Magalhães LP, Figueiredo MJO, Cintra FD, Saad EB, Kuniyishi RR, Teixeira RA, et al. II Diretrizes Brasileiras de Fibrilação Atrial. Arq Bras Cardiol 2016; 106(4Supl.2):1-22.

Zimerman L, Pimentel M, Fuchs F. Antiarrítmicos. In: Fuchs FD, Wannmacher L, Ferreira MBC. Farmacologia Clínica. Fundamentos da Terapêutica Racional. Rio de Janeiro: Guanabara Koogan; 2006. p. 884-886.

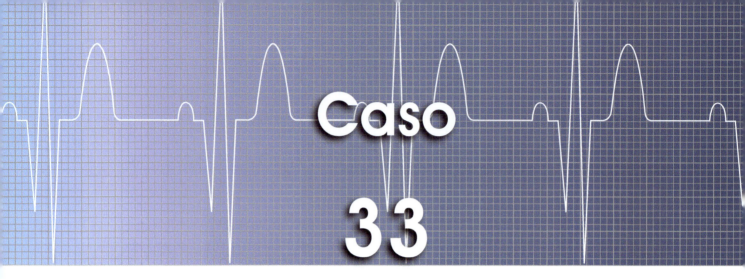

Caso 33

Ricardo Carneiro

Paciente masculino, 89 anos, peso de 80 kg e creatinina de 0,9 mg/dL, portador de fibrilação atrial permanente, em uso de apixabana na dose de 2,5 mg 2 ×/dia, evolui com acidente vascular cerebral (AVC) isquêmico de etiologia cardioembólica, com alteração motora importante. Na sua opinião a terapia anticoagulante instituída foi conduzida de forma adequada?

Comentário

A prescrição da dose adequada dos anticoagulantes orais diretos (DOACs) para cada paciente (considerando idade, peso e clearance de creatinina) é essencial para a prevenção eficaz de eventos cardioembólicos. Só devemos fazer a correção da dose dos DOACs, para aqueles pacientes que tem real indicação. Os estudos são claros e incisivos sobre esse aspecto, caso contrário, aumentamos desnecessariamente o risco de sangramento, sem agregar o benefício protetor da medicação. Veja na Tabela 8.2 os critérios de ajuste da dose.

Tabela 8.2. Recomendações de doses dos DOAC para prevenção de AVC/embolia sistêmica na FA não valvar

	Dabigatrana	Rivaroxabana	Apixabana	Edoxabana
Dose habitual de FA não valvar	150 mg 2×/dia 110 mg 2×/dia (≥ 80 anos)	20 mg/dia	5 mg 2×/dia	ClCr > 50 e ≤ 95 mL/min: 60 mg/dia
Dose conforme ajuste renal	ClCr 30-49 mL/min: 150 mg 2×/dia é possível, mas a dose de 110 mg 2×/dia deve ser considerada Obs.: ClCr 15-30 mL/min: Dose de 75 mg 2×/dia apenas nos EUA	ClCr 15-50 mL/min: 15 mg/dia	Ajuste de dose para: 2,5 mg 2×/dia caso pelo menos 2 dos critérios: • Idade ≥ 80 anos • Peso ≤ 60 kg • CrS ≥ 1,5 mg/dL	ClCr 15-50 mL/min: 30 mg/dia Obs.: nos EUA, quando ClCr > 95 mL/min: não utilizar, pelo maior risco de AVCi em comparação com a varfarina

AVCi: acidente vascular isquêmico; CrS: creatibna sérica; ClCr: clearence de creatina; DOAC: anticoagulantes de ação direta; FA: fibrilação atrial.

Referência

Freitas CMN, Almonfrey FB, Sepulvida MB de C, Miranda RD. TERAPIA ANTICOAGULANTE NO IDOSO: FOCO NA FIBRILAÇÃO ATRIAL. Rev da Soc Cardiol do Estado São Paulo. 2017;27(3):243-50. Disponível em: http://www.socesp.org.

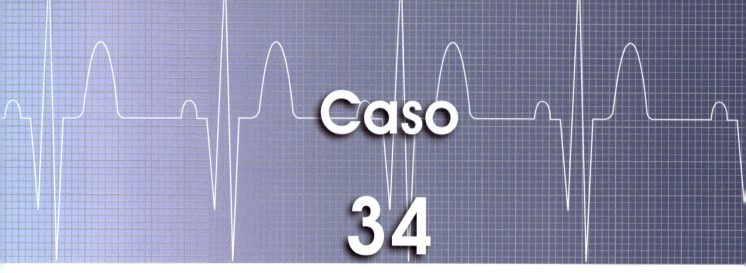

Caso 34

Ricardo Carneiro

Paciente portador de fibrilação atrial permanente, anticoagulado com apixabana, interna por infarto agudo do miocárdio, com colocação de um *stent* em terço médio da artéria descendente anterior. Apresenta alto risco de sangramento gastrointestinal, devido a doença diverticular e angiectasias intestinais. Como podemos minimizar o risco de sangramento desse paciente em relação à prescrição de alta hospitalar?

Comentário

Com as elevadas taxas de doença coronariana atuais e o envelhecimento da população, a concomitância de síndrome coronariana aguda com tratamento percutâneo em pacientes com indicação de terapia anticoagulante oral tem sido cada vez mais frequente. Na doença coronariana aguda associada a FA, o tempo de terapia tripla (dupla antiagregação plaquetária + DOAC) deve ser individualizado, face ao risco de sangramento e benefício clínico. Estudos de referência atuais definitivamente vêm mudando a conduta nesse cenário. Primeiro, porque reforçam a segurança dos DOACs em relação aos antagonistas da vitamina K. Segundo, porque definitivamente estabelecem que podemos prescindir do ácido acetil salicílico (AAS) em prol da segurança, sem perder eficácia, como apresentado na Figura 8.1.

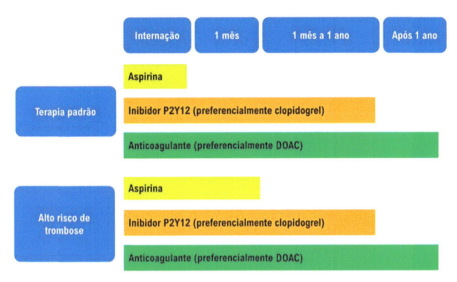

Figura 8.1. Esquema antitrombótico proposto para pacientes com síndrome coronariana aguda sem supra de ST e que apresentam FA com indicação de anticoagulação.

Referência

Lopes RD, Heizer G, Aronson R, Vora AN, Massaro T, Mehran R, Goodman SG, Windecker S, Darius H, Li J, Averkov O, Bahit MC, Berwanger O, Budaj A, Hijazi Z, Parkhomenko A, Sinnaeve P, Storey RF, Thiele H, Vinereanu D, Granger CB, Alexander JH; AUGUSTUS Investigators. Antithrombotic Therapy after Acute Coronary Syndrome or PCI in Atrial Fibrillation. N Engl J Med. 2019 Apr 18;380(16):1509-1524.

Parte 3

Miscelânea IV

Capítulo 9

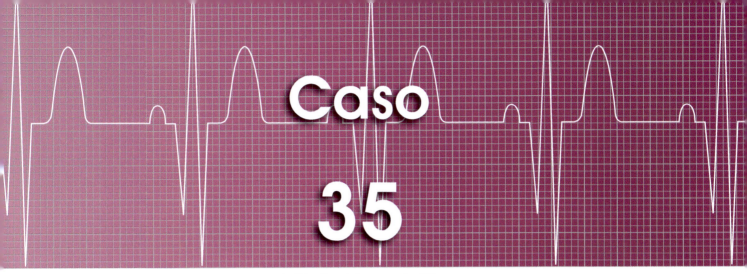

Caso 35

Nathália Rodrigues da Silva

Paciente 75 anos, sexo masculino, hipertenso e tabagista, é admitido na emergência com queixa de dor torácica súbita, lancinante, com irradiação para o dorso, associada à dispneia. Nega episódio prévio semelhante. Apresentava-se alerta, diaforético. Pressão arterial (PA) 180 × 90 mmHg e frequência cardíaca (FC) de 98 bpm, saturação de oxigênio 89%. À ausculta ritmo cardíaco regular, sopro diastólico 2+/6+ em foco aórtico. Pulmões com murmúrio vesicular audível e estertores crepitantes em bases. Pulsos radiais palpáveis, filiformes. Dado o quadro clínico acima, qual a hipótese diagnóstica mais provável e conduta?

Comentário

A principal hipótese é de dissecção aórtica aguda da aorta ascendente - Tipo A de Stanford e Tipo II de De Bakey. Neste caso, houve dissecção retrógrada, acometendo a válvula aórtica, provocando insuficiência valvar aguda. Este tipo de síndrome aórtica aguda, resulta da ruptura da camada íntima e delaminação da camada média do vaso, criando um falso lúmen. O exame de imagem mais indicado é a angiotomografia de aorta, o achado típico é o do *flap* separando a luz falsa da verdadeira. Na dissecção da aorta ascendente a conduta é sempre cirúrgica.

Referência

Erbel R, Aboyans V, Boileau C, Bossone E, Bartolomeo RD, Eggebrecht H,etal; ESC Committee for Practice Guidelines. 2014 ESC Guidelines on the diagnosis and treatment of aortic diseases: Document covering acute and chronic aortic diseases of the thoracic and abdominal aorta of the adult. The Task Force for the Diagnosis and Treatment of Aortic Diseases of the European Society of Cardiology (ESC). Eur Heart J. 2014 Nov 1;35(41):2873-926. doi: 10.1093/eurheartj/ehu281. Epub 2014 Aug 29. Erratum in: Eur Heart J. 2015 Nov 1;36(41):2779. PMID: 25173340

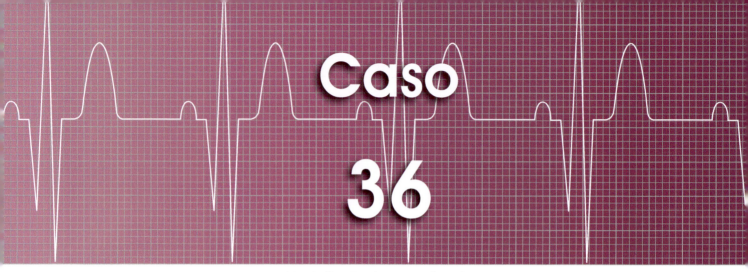

Nathália Rodrigues da Silva

Paciente feminina, 45 anos, portadora de hipotireoidismo, refere quadro de dor aguda em membro inferior esquerdo (MIE), associado a edema e varizes. Relata quadro de dispareunia em acompanhamento ginecológico. Ao exame físico, paciente cooperativa, estável hemodinamicamente e edema assimétrico de membros inferiores. Refere episódios prévios de trombose venosa profunda (TVP) em MIE, com pesquisa negativa para trombofilia. Qual possível diagnóstico?

Comentário

O possível diagnóstico é a Síndrome de May-Thurner, é uma síndrome venosa compressiva abdominal, resultado da compressão da veia ilíaca esquerda pela artéria ilíaca direita contra a coluna vertebral; podendo gerar dor, edema, varizes e até TVP no MIE. Quando associada à trombose é chamada de Síndrome de Cockett, O tratamento está indicado quando há sintomas e a intervenção é endovascular, com implante de *stent*.

Referência

Gil Martín AR, Carreras Aja M, Arrieta Ardieta I, Labayen Azparren I. Síndrome de Cockett o de May-Thurner o síndrome de compresión de la vena ilíaca [Cockett's syndrome, May-Thurner syndrome, or iliac vein compression syndrome]. Radiologia. 2014 Sep-Oct;56(5):e5-8. Spanish. doi: 10.1016/j.rx.2011.12.011. Epub 2012 May 21. PMID: 22621823.

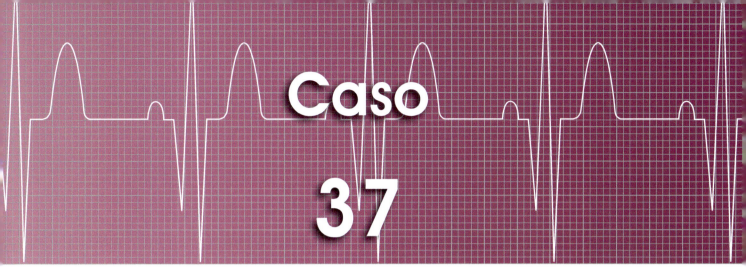

Caso 37

Nathália Rodrigues da Silva

Paciente masculino, 74 anos, tabagista, portador de hipertensão arterial, dislipidemia e fibrilação atrial (FA) crônica, é admitido com queixa de dor súbita e intensa em membro inferior direito (MID), associada à parestesia local. Ao exame físico, paciente alerta, com fácies de dor, hidratado, estável hemodinamicamente e eupneico em ar ambiente. Queixando-se de intensa dor em MID. Apresentando cianose em região plantar, extremidade fria até a coxa e redução da sensibilidade. Pulso pedioso e tibial posterior não palpável. Membro inferior esquerdo sem alterações. Qual o provável diagnóstico e conduta?

Comentário

O provável diagnóstico é de isquemia aguda do membro, uma emergência vascular, por embolia arterial (sintoma súbito com sinais de hipoperfusão). Caracterizada pela redução abrupta da perfusão do membro, podendo evoluir com dor, palidez, redução de pulso, parestesia e paralisia. Causas mais frequentes são embolia, como no caso acima, pela FA, trombose *in situ*, dissecção, aneurisma e/ou lesão traumática. O diagnóstico é confirmado através de exames complementares, como a arteriografia, angiotomografia computadorizada, doppler arterial ou a angiorressonância. Sendo o doppler e a angiotomografia os mais utilizados pela disponibilidade. Deve-se otimizar a analgesia e iniciar a anticoagulação com heparina não fracionada intravenosa (dose inicial de 5.000 UI, ou 70-100 UI/kg, seguida de infusão contínua com ajuste de acordo com o tempo de tromboplastina parcial ativada). O manejo clínico é associado ao cirúrgico, através de diversas técnicas de revascularização, como a trombectomia mecânica, trombólise percutânea e cirurgia aberta.

Referência

Hamady M, Müller-Hülsbeck S. European Society for Vascular Surgery (ESVS) 2020 clinical practice guidelines on the management of acute limb ischaemia; a word of caution! CVIR Endovasc. 2020 May 18;3(1):31. doi: 10.1186/s42155-020-00122-5. PMID: 32424626; PMCID: PMC7235121.

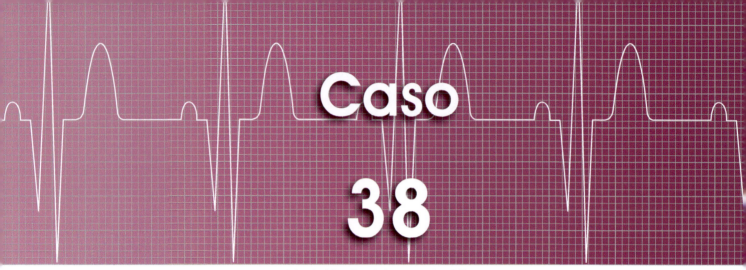

Caso 38

Nathália Rodrigues da Silva

Paciente feminina, 35 anos, história de cardiopatia reumática, submetida à cirurgia de troca valvar mitral metálica em 2018. Admitida por quadro de astenia, queda do estado geral e febre diária há 7 dias. Relata realização de procedimento dentário há um mês, sem profilaxia antibiótica adequada. Apresenta-se hipocorada, febril, taquicárdica e com novo sopro sistólico em foco mitral 2+/6+, irradiando para região axilar. Coletadas 4 amostras de hemoculturas com crescimento de *Streptococcus viridans*. Conforme o caso, qual o diagnóstico provável?

Comentário

Endocardite infecciosa (EI) de prótese valvar metálica mitral (germe isolado em hemoculturas + novo sopro regurgitativo). Por definição, a EI de prótese valvar pode ser considerada precoce, quando ocorre em até um ano da troca valvar. E tardia, quando ocorre após um ano da cirurgia. Esta divisão é importante para definir o perfil microbiológico. Na EI precoce, os agentes patológicos mais frequentes são: estafilococos, fungos e bacilos gram negativos. Já na tardia, são: estafilococos, estreptococos e enterococos.

Os critérios de Duke-ISCVID 2023 (atualizados em 2023), incluíram novos critérios diagnósticos maiores, como a tomografia computadorizada cardíaca, 18F-FDG PET/CT e evidência cirúrgica na inspeção intraoperatória. Dentre os novos critérios menores estão predisposição - intervenção valvar prévia - e nova regurgitação à ausculta cardíaca, conforme o caso acima.

Referência

Fowler VG, Durack DT, Selton-Suty C, Athan E, Bayer AS, Chamis AL etal. The 2023 Duke-ISCVID Criteria for Infective Endocarditis: Updating the Modified Duke Criteria. Clin Infect Dis. 2023 May 4:ciad271. doi: 10.1093/cid/ciad271. Epub ahead of print. PMID: 37138445.

Caso 39

Felipe Kessler

Paciente sexo masculino, 50 anos, diabético, hipertenso e dislipidêmico com queixa de cansaço aos pequenos esforços é encaminhado ao ambulatório de insuficiência cardíaca. Ecocardiograma com padrão de hipertrofia ventricular esquerda excêntrica, diâmetros cavitários do ventrículo esquerdo aumentados e disfunção sistólica grave do ventrículo esquerdo. Realizou cateterismo cardíaco para investigação de etiologia da insuficiência cardíaca, sendo evidenciado o seguinte padrão coronariográfico. Qual hipótese diagnóstica?

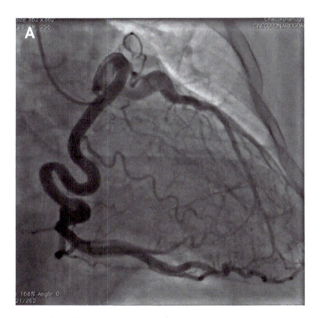
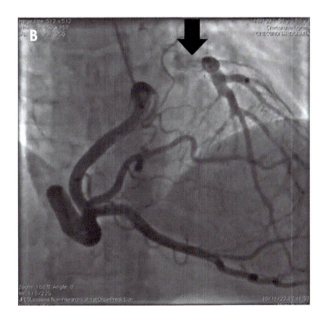

Figura 9.1. Cateterismo cardíaco.

Comentário

A coronariografia evidencia injeção seletiva no óstio da artéria coronária direita (Figura 9.1A) com enchimento retrógrado de toda a artéria coronária esquerda, por ampla rede de colaterais. Nota-se ainda que há extravasamento do meio de contraste pelo óstio da coronária esquerda, o que denota baixa pressão no enchimento anterógrado, fenômeno que sugere origem anômala da coronária esquerda. A Figura 9.1B demonstra a coronária esquerda, originando-se do tronco da artéria pulmonar (seta).

A origem anômala da coronária esquerda pela artéria pulmonar (ALCAPA – Anomalus Origin of the Left Coronary Artery from the Pulmonar Artery) é uma condição também conhecida como síndrome de Bland-White-Garland. Existem dois tipos de ALCAPA, infantil e adulta. Na forma infantil há isquemia miocárdica importante, evoluindo com cardiopatia isquêmica grave e alta mortalidade. Na forma adulta, o coração supera o processo isquêmico grave, através da formação de circulação colateral entre a artéria coronária direita e esquerda. Podendo evoluir com hipertrofia ventricular esquerda importante e insuficiência cardíaca, como no caso supracitado.

Referência

Wesselhoeft H, Fawcett JS, Johnson AL. Anomalous origin of the left coronary artery from the pulmonary trunk. Its clinical spectrum, pathology, and pathophysiology, based on a review of 140 cases with seven further cases. Circulation. 1968;38:403 – 425.

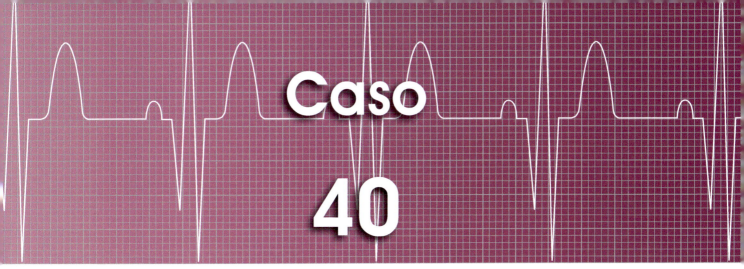

Caso 40

Felipe Kessler

Paciente 56 anos, hipertenso e dislipidêmico com quadro de infarto do miocárdio com supradesnivelamento de ST de parede anterior, submetido a angioplastia primária da artéria descendente anterior com implante de 1 *stent* farmacológico, via artéria radial direita. Ainda no repouso pós anestésico, evoluiu com sangramento vultuoso em sítio de punção radial. Qual complicação e conduta possível neste quadro?

Comentário

O mecanismo hemostático utilizado após punção radial para procedimentos da cardiologia intervencionista é a compressão manual seguida de curativo compressivo. Por vezes, pode haver falha no método e consequente sangramento local de grande monta. Nestes casos, deve-se posicionar o manguito do esfigmomanômetro acima da fossa cubital do braço puncionado e insuflá-lo acima da pressão sistólica do paciente. Neste momento, podemos retirar o curativo ineficiente, repetir a compressão manual do sítio de punção por 5 a 10 minutos e refazer o curativo compressivo.

Referência

Moscucci M. Grossman & Baim's Cardiac Catheterization, Angiography, And Intervention. New York: Wolters Kluwer Medical; 2020.

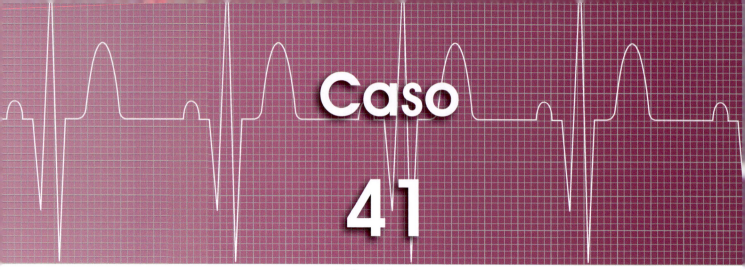

Caso 41

Felipe Kessler

Paciente 48 anos, hipertensa e diabética, com história de COVID-19 há seis meses. Admitida no pronto atendimento com infarto agudo do miocárdio com supradesnivelamento de ST de parede inferior, sendo submetida a trombólise, administrada tenecteplase, sem critérios de reperfusão. Encaminhada ao laboratório de hemodinâmica para coronariografia de resgate. Qual diagnóstico e conduta a partir das figuras abaixo?

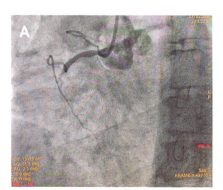
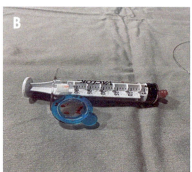
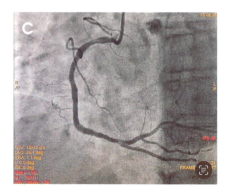

Figura 9.2A, B e C.

Comentário

A partir da Figura 9.2A reconhece-se a oclusão aguda da artéria coronária direita, com grande carga trombótica associada à lesão aterosclerótica instável. Dentre as estratégias de abordagem nestes casos, há a possibilidade de aspiração dos trombos na luz da coronária. A Figura 9.2B expõe imagem dos trombos aspirados. Esse procedimento feito com material e técnica adequada, melhora muito o resultado final da angioplastia, como demonstrado na Figura 9.2C, o vaso recanalizado. Porém, deve-se ressaltar, que os estudos não demonstram benefício na realização de aspiração de trombos, rotineiramente, em casos de síndrome coronariana aguda.

Referência

Moscucci M. Grossman & Baim's Cardiac Catheterization, Angiography, And Intervention. New York: Wolters Kluwer Medical; 2020.

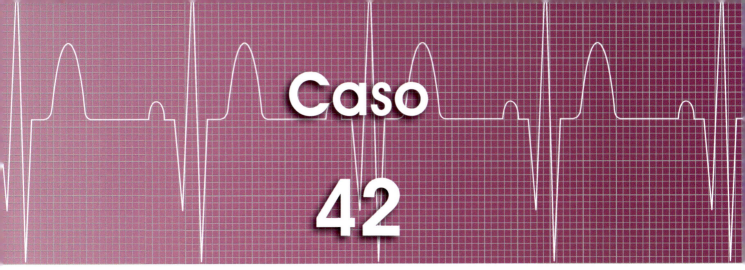

Caso 42

Ana Rita de Azeredo Coutinho

Paciente do sexo feminino, 24 anos, portadora de obesidade grau II (IMC 38 kg/m^2), com fadiga crônica, lesões cutâneas papulosas e nódulos eritematosos com coloração amarelo-alaranjado em dorso e glúteos. História de internações prévias por quadro de pancreatite aguda. Procura atendimento com queixa de náuseas, mal-estar e dor abdominal difusa há 4 dias, com piora nas últimas 24 horas. Exames laboratoriais na admissão: amilase sérica 4.980 U/L (30-118 U/L), lipase 7.960 U/L (18-80 U/L) e triglicerídeos (TG) 3050 mg/dL (até 150 mg/dL em jejum e 175 mg/dL sem jejum). Tomografia abdominal evidenciava densificação da gordura peripancreática, ausência de litíase biliar e hepatoesplenomegalia. Diagnosticado novo episódio de pancreatite aguda, internada em unidade de tratamento intensivo, iniciada hidratação venosa, mantida em dieta oral zero e otimizado controle da dor. Pela história apresentada acima e valores laboratoriais, qual diagnóstico provável?

Comentário

O provável diagnóstico é de Síndrome da Quilomicronemia Familiar (SQF), uma síndrome genética rara, na proporção de 1 a 2 casos por milhão de indivíduos, de caráter hereditário autossômico recessivo; uma forma grave de dislipidemia, resultante da deficiência na atividade da enzima lipoproteína lipase (LPL), ou de um dos seus cofatores, prejudicando a metabolização dos triglicerídeos. Acarretando presença de quilomícrons circulantes no estado de jejum. O diagnóstico é feito a partir de características laboratoriais e clínicas, hipertrigliceridemia (HTG) – geralmente acima de 1.500 mg/dL. Associado a episódios de pancreatite aguda, dores abdominais recorrentes, xantomas eruptivos e hepatoesplenomegalia. À medida que, a resposta ao tratamento farmacológico convencional para dislipidemia é pouco efetiva na redução da quilomicronemia, o tratamento e cuidado deve ser multidisciplinar, incluindo orientação nutricional, com restrição de gordura e até aconselhamento genético.

Referência

Izar MC de O, Santos Filho RD dos, Assad MHV, Chagas ACP, Toledo Júnior A de O, Nogueira ACC, et al.. Posicionamento Brasileiro sobre Síndrome da Quilomicronemia Familiar – 2023. Arq Bras Cardiol [Internet]. 2023;120(4):e20230203. Available from: https://doi.org/10.36660/abc.20230203;

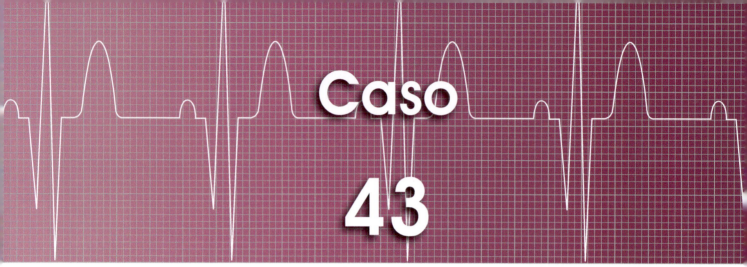

Caso 43

Ana Rita de Azeredo Coutinho

Paciente feminina, 75 anos, com hipertensão arterial sistêmica, *diabetes mellitus*, dislipidêmica, portadora de obesidade grau I (IMC 34 kg/m^2), com fibrilação atrial persistente em uso de apixabana 5 mg 2×/dia, relata episódio recente de síncope. Ao exame físico, apresenta sopro sistólico em 2º espaço intercostal à direita com irradiação para fúrcula esternal e artérias carótidas, pulso carotídeo lento e tardio. Admitida por quadro de astenia, associado a episódio de hemorragia digestiva baixa, evidenciada anemia no exame de admissão. Qual provável diagnóstico etiológico da anemia?

Comentário

Paciente 75 anos, exame físico compatível com estenose valvar aórtica grave, pulso *parvus tardus*, em uso regular de anticoagulante oral e relato de hemorragia digestiva (HD), a principal hipótese diagnóstica é a Síndrome de Heyde. Consiste na associação de HD por angiodisplasia no trato digestório e estenose valvar aórtica grave. Descrita pela primeira vez, no ano de 1958 pelo médico Edward Heyde, o mecanismo fisiopatológico proposto é a proteólise de múltimeros do fator de von Willebrand, causada pelo turbilhonamento sanguíneo - alta tensão de cisalhamento - ao passar pela válvula estenosada. Compatível com a Síndrome de von Willebrand adquirida tipo 2A – deficiência na adesão do fator a superfície plaquetária. Para controle da recorrência de sangramento no trato gastrointestinal, indica-se a intervenção cirúrgica ou percutânea para correção da lesão valvar.

Referência

Jamil D, Tran HH, Mansoor M, Bbutt SR, Satnarine T, Ratna P et al. Multimodal Treatment and Diagnostic Modalities in the Setting of Heyde's Syndrome: A Systematic Review. Cureus. 2022 Aug 16;14(8):e28080. doi: 10.7759/cureus.28080. PMID: 36127959; PMCID: PMC9477546.

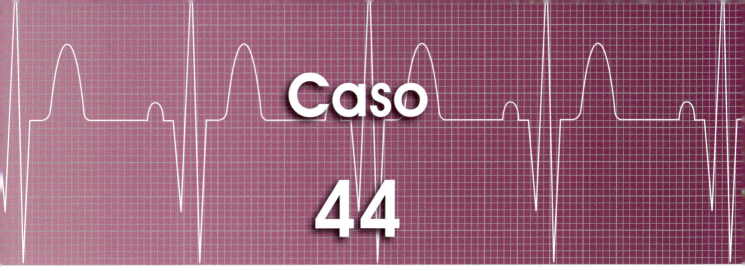

Caso 44

Rafael Sigaud

Paciente masculino, 40 anos, portador de hipertensão arterial sistêmica, refere dor torácica anginosa, há 4 semanas. Apresenta eletrocardiograma com critérios para hipertrofia ventricular esquerda (HVE), ecocardiograma transtorácico com função ventricular preservada, HVE com septo interventricular de 13 mm. Realizou teste funcional: cintilografia miocárdica com *stress* farmacológico, que evidenciou discreta isquemia anterosseptal. À medida que se mantinha sintomático, à despeito do tratamento medicamentoso otimizado, foi submetido a estudo invasivo. Na cineangiocoronariografia, descartou-se à presença de doença aterosclerótica obstrutiva. Paciente alegou piora dos sintomas, após introdução do mononitrato de isossorbida. Qual possível diagnóstico angiográfico?

Comentário

Paciente 40 anos, com HVE, alteração isquêmica na cintilografia miocárdica em parede anterior, território da artéria coronária descendente anterior (DA). Refere piora da dor com uso de nitrato, uma hipótese diagnóstica seria à presença de ponte miocárdica (PM). É uma condição congênita, geralmente benigna, das artérias epicárdicas do coração. Nesta anomalia, um segmento da coronária percorre um trajeto intramiocárdico, havendo compressão do vaso durante a sístole. O acometimento mais comum é da DA. Deve-se evitar o uso de nitrato na PM, devido à taquicardia e vasodilatação proximal coronariana, que pode aumentar a compressão sistólica no segmento intramiocárdico. O tratamento de primeira linha é o betabloqueador e os bloqueadores do canal de cálcio podem oferecer benefício adicional, reduzindo o vasoespasmo.

Referência

Freiling TP, Dhawan R, Balkhy HH, Castillo J, Cotter EK, Chaney MA. Myocardial Bridge: Diagnosis, Treatment, and Challenges. J Cardiothorac Vasc Anesth. 2022 Oct;36(10):3955-3963. doi: 10.1053/j.jvca.2022.06.024. Epub 2022 Jun 23. PMID: 35871884.

Parte 4

Capítulo 10

Miscelânea V

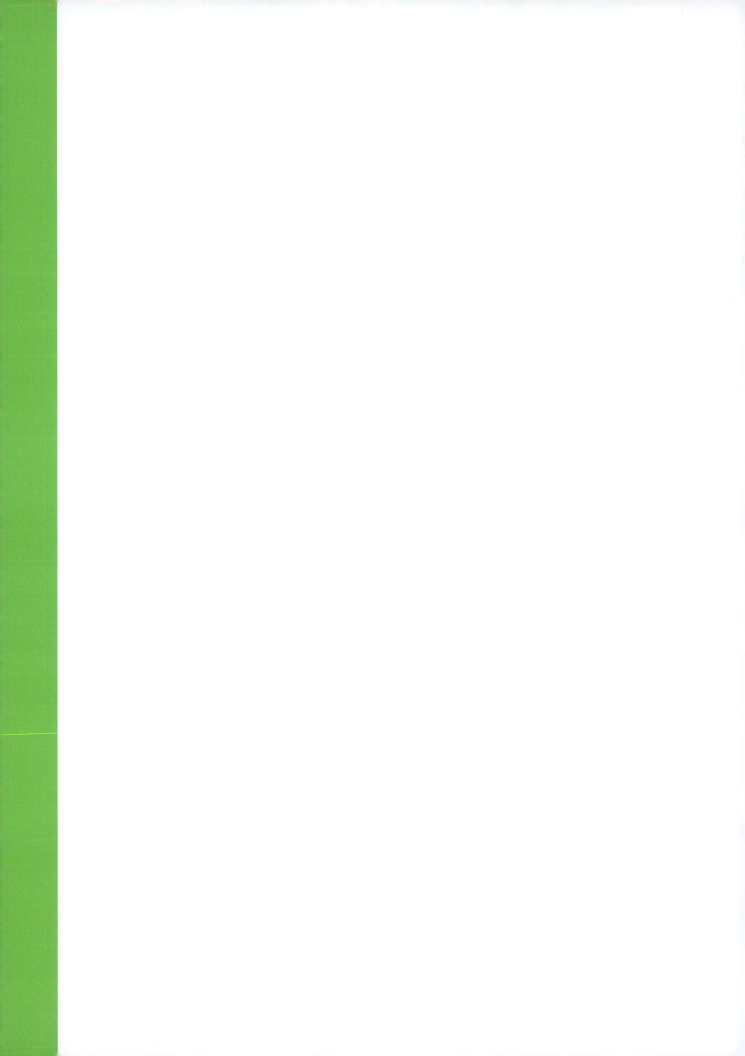

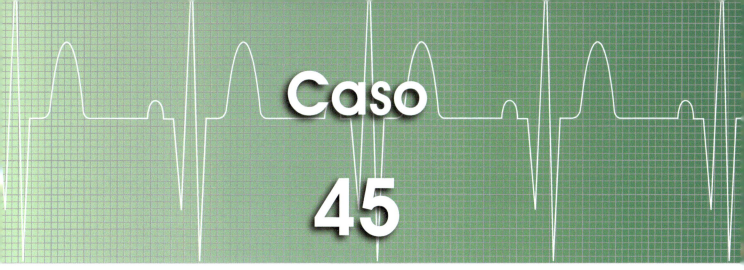

Caso 45

Alexandre Bandeira

Paciente feminina, 75 anos, frágil, IMC 20,8 Kg/m², portadora de insuficiência mitral (IM) por degeneração mixomatosa, foi admitida com dispneia aos esforços (NYHA III) e dor torácica opressiva com resolução espontânea. Ao exame físico apresentava sinais e sintomas de insuficiência cardíaca baseado nos critérios de Framigham, perfil hemodinâmico quente e congesto. O ECG na emergência mostrou ritmo sinusal com sobrecarga atrial esquerda. Exames laboratoriais sem alterações e ecocardiograma transtorácico mostrou rotura de cordoalhas da válvula mitral acometendo o segmento P2 e regurgitação mitral grave. Foram aplicados os *scores* para cirurgia cardiovascular STS (3,87%) e Euroscore II (1,75%) que sugeriram baixo risco para intervenção cirúrgica. No entanto, devido à fragilidade e baixa reserva fisiológica da paciente após avaliação pelo Heart Team, optou-se pela intervenção percutânea com MitraClip. Foram implantados 2 clips, com técnica *edge to edge*. Ecocardiograma transesofágico intraoperatório mostrou leve refluxo residual ao final do procedimento, entre o segundo clip e a comissura medial. No período pós-procedimento imediato já se observou melhora importante no perfil hemodinâmico e clínico da paciente.

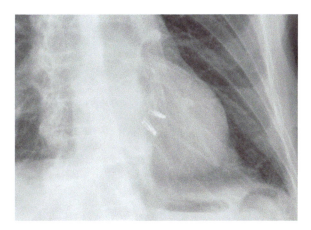

Figura 10.1. Radiografia de tórax mostrando 2 clips posicionados nos folhetos da válvula mitral.

Comentário

A regurgitação mitral é uma valvopatia muito prevalente no mundo. No Brasil a etiologia reumática é predominante, apesar do prolapso da valva mitral com degeneração mixomatosa ter um aumento de incidência nos últimos anos. Na Europa a regurgitação mitral é a segunda maior indicação de cirurgia valvar. Neste caso, observamos como foi tomada a decisão para abordagem de uma paciente com IM primária. Conforme recomendações, pacientes com IM anatomicamente discreta ou moderada devem ser mantidos em seguimento clínico e ecocardiográfico periódicos, sem indicação de intervenção, medicamentosa ou cirúrgica, para alterar a história natural da doença valvar. Por outro lado, pacientes com IM importante devem ser avaliados quanto a presença de sintomas secundários à valvopatia e/ou presença de complicadores. A etiologia da valvopatia deve ser definida, visto que o momento e tipo de intervenção, podem ser diferentes de acordo com a causa da IM. Nos casos de IM importante, com etiologia definida, e presença de sintomas secundários à valvopatia e/ou de complicadores, indicam a intervenção. A cirurgia de plastia mitral é o tratamento de escolha, e caso contrário, está indicada a cirurgia de troca valvar mitral. As Intervenções transcateter têm indicação restrita para pacientes com IM primária, e devem ser discutidas por um *Heart Team*. Pacientes que possuem contraindicação ou que tem elevado risco associado à cirurgia convencional, também devem ser discutidos com o *Heart Team* a fim de definir a melhor conduta. Embora a plastia mitral seja a terapia de referência para valvopatia mitral primária em pacientes de baixo risco, o Mitraclip vem surgindo como uma importante alternativa em centros com Heart Team. O paciente foi submetido ao tratamento com Mitraclip e apresentou boa evolução (Figura 10.1).

Referência

Alec Vahanian and others, 2021 ESC/EACTS Guidelines for the management of valvular heart disease: Developed by the Task Force for the management of valvular heart disease of the European Society of Cardiology (ESC) and the European Association for Cardio-Thoracic Surgery (EACTS), European Heart Journal, Volume 43, Issue 7, 14 February 2022, Pages 561–632, https://doi.org/10.1093/eurheartj/ehab395.

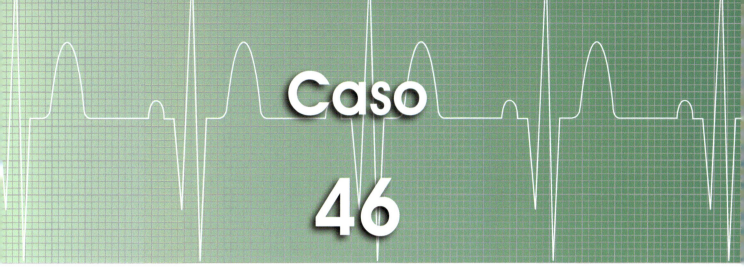

Caso 46

Alexandre Bandeira

Paciente masculino, 39 anos, obeso, dislipidêmico, com angina do peito típica, recorrente há 2 anos. O ecocardiograma transtorácico revelou função biventricular normal, sem alterações segmentares. O teste ergométrico mostrou classe funcional NYHA I, traçado eletrocardiográfico inalterado durante o esforço, e sintomas de náusea e êmese em fase de recuperação. Realizada angiotomografia de coronárias (Figura 10.2) que mostrou origem anômala no seio coronariano esquerdo, ângulo de origem agudo (<45°), trajeto interarterial e morfologia proximal em fenda com sinais de compressão extrínseca significativa (>50%), e ausência de lesões ateroscleróticas obstrutivas. Estudo funcional com cintilografia miocárdica de perfusão no estresse e repouso não apresentou evidências de isquemia miocárdica estresse-induzida. Cineangiocoronariografia mostrou ponte miocárdica reforçando a hipótese de anomalia coronariana. Apesar dos achados não serem sugestivos para isquemia, foi programada cirurgia cardíaca para correção eletiva da anormalidade por se tratar de anomalia com alto risco de morte súbita. Paciente foi submetido à cirurgia de reimplante de coronária direita sem intercorrências. Evolui no pós-operatório com bom controle hemodinâmico, eletrocardiográfico e laboratorial. Ecocardiograma transtorácico pós-operatório foi normal. Recebeu alta hospitalar em 6 dias e encaminhado para reabilitação cardíaca.

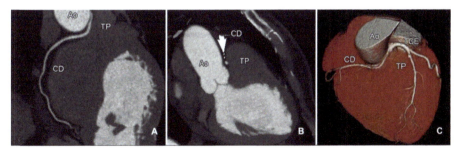

Figura 10.2. Angio-TC com contraste. Reconstruções oblíquas (A,B) e reconstrução tridimensional (C) demonstram origem anômala da artéria coronária. Ao, aorta; TP, tronco da artéria pulmonar; TCE, tronco da artéria coronária esquerda.

Comentário

A origem anômala de artéria coronária de trajeto interarterial é uma entidade rara e potencialmente grave entre as anomalias congênitas. As anomalias coronárias podem ser classificadas segundo o local da anormalidade anatómica (origem, trajeto e terminação) e quadro clínico (anomalias com ou sem significado clínico). A emergência de uma artéria coronária a partir do seio coronário contralateral pode associar-se a isquemia miocárdica e morte súbita, quando apresenta um trajeto entre as artérias aorta e pulmonar (interarterial). Os outros trajetos possíveis são considerados benignos: retro-aórtico, pré-pulmonar e subpulmonar ou septal. O mau prognóstico do trajeto interarterial pode se atribuir ao ângulo agudo do *ostium*, ao estiramento do segmento intramural e/ou à compressão entre a comissura das cúspides coronárias direita e esquerda. Geralmente as origens anômalas de coronárias são assintomáticas, com diagnóstico difícil, pois o indivíduo pode ser assintomático até antes do evento letal. No entanto, por vezes ocorrem sinais e sintomas, como dor torácica, dispneia, síncope, taquicardia ventricular e eventos de infarto e morte súbita. Consensos internacionais recomendam a correção cirúrgica apenas nos pacientes que apresentam artéria coronária direita oriunda do seio esquerdo com isquemia documentada ou sintomas importantes. Já foram descritos alguns casos de abordagem percutânea, com bons resultados. Este caso ilustra uma abordagem de anomalia coronariana de trajeto em paciente sem documentação de isquemia, porém com presença de sintomas, e considerado risco aumentado de morte súbita, que foi submetido a tratamento cirúrgico com boa evolução clínica.

Referência

Warnes CA, Williams RG, Bashore TM, et al. ACC/AHA 2008 guidelines for the management of adults with congenital heart disease: executive summary. Circulation. 2008;118:2395-451.

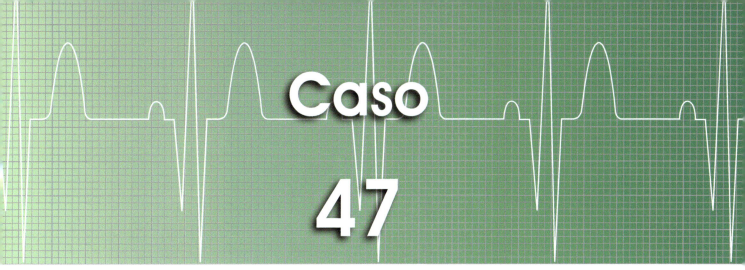

Alexandre Bandeira

Paciente masculino, 95 anos, idoso frágil, portador de hipertensão arterial, em uso regular de fármaco bloqueador do receptor da angiotensina II e diurético. Com história de síncopes de repetição sem pródromos procurou atendimento médico por apresentar novo episódio de perda da consciência e do tônus muscular durante a micção. Nega *diabetes mellitus* e não apresenta evidência de doença cardíaca estrutural. Na avaliação de emergência foi detectada disfunção renal aguda (ClCr 22 ml/min/1,73 m^2). Ao exame físico foi observado hipotensão postural grave. O teste de inclinação de mesa (Tilt Test) mostrou, a partir do 24 minuto da IV, queda progressiva da pressão arterial, com queda mais acentuada no 3 minuto (81 × 57 mmHg), seguida por queda discreta da frequência cardíaca e pré-sincope. Houve recuperação rápida do quadro após retorno da mesa à posição basal e infusão de salina venosa. Os parâmetros circulatórios evidenciaram queda discreta da resistência vascular sistêmica com incremento do débito cardíaco e do volume sistólico durante a hipotensão arterial. A compressão carotídea foi negativa para presença de hipersensibilidade do seio carotídeo.

Comentário

Neste caso foi ilustrado um tipo de síncope reflexa com presença de resposta vasodepressora ao teste de sensibilização. O tratamento envolve medidas educativas, como orientar o paciente para sentar ou deitar ao perceber o surgimento de pródromos, de preferência com elevação concomitante dos membros inferiores, o que aumenta o retorno venoso e, por conseguinte, a pressão arterial. Se não for possível, o paciente deve assumir a posição de cócoras. Deve-se estimular uma hidratação vigorosa e aumento da ingestão de sódio. Outras medidas são reduzir os anti-hipertensivos, principalmente nitratos e diuréticos, sempre considerando que medicações não anti-hipertensivas podem causar hipotensão, como antidepressivos e antipsicóticos, por exemplo. Sempre considerar o uso de midodrina e fludrocortisona, mineralocorticoides que apresentam uma evidência para corrigir a hipotensão. Nos pacientes de alto risco é importante excluir a relação com arritmias. O Holter não é recomendado de rotina pela última diretriz, mas deve ser utilizado quando há suspeita de causa cardiogênica ou em caso de síncope recorrente. Nesses casos, há preferência pela utilização de monitor de eventos implantado, que permite identificar arritmias e evitar a necessidade de estudo eletrofisiológico para pacientes de alto risco.

Referência

Brignole M, Moya A, de Lange FJ, Deharo JC, Elliott PM, Fanciulli A, et al. ESC Scientific Document Group. 2018 ESC Guidelines for the diagnosis and management of syncope. Eur Heart J. 2018 Jun 1;39(21):1883-1948. doi: 10.1093/eurheartj/ehy037. PMID: 29562304.

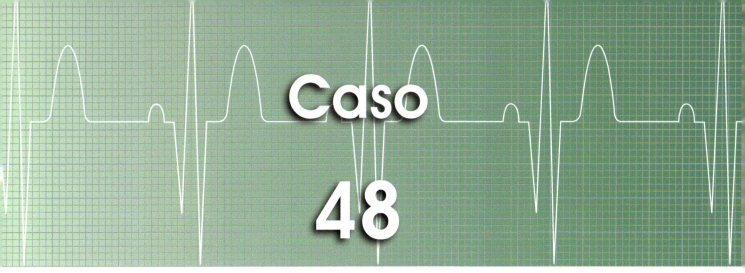

Caso 48

Alexandre Bandeira

Paciente masculino, 79 anos, durante caminhada iniciou quadro de dispneia, mal estar, dor precordial opressiva, sem irradiação. História pregressa de hipertensão arterial sistêmica, obesidade, sedentarismo e sopro cardíaco. Fazia uso prévio de losartana 50 mg/dia. Sem acompanhamento médico regular. Estava buscando seu automóvel com manobrista e assumiu a direção do veículo. O quadro de dispneia foi se tornando mais intenso, e assim, optou por solicitar que sua esposa assumisse a direção do automóvel. Durante o trajeto o quadro se agravou e passou a apresentar sudorese profusa, palidez cutânea seguida de síncope. Houve recuperação espontânea e o mesmo foi levado rapidamente a unidade de emergência. ECG na admissão em ritmo de fibrilação atrial e atraso de condução pelo ramo esquerdo, sem alterações sugestivas de isquemia. Ecocardiograma transtorácico com função sistólica biventricular preservada, aumento do átrio esquerdo, hipertrofia ventricular esquerda, válvula aórtica com aspectos de válvula bicúspide calcificada, com estenose aórtica grave, Gradiente médio 77 mmhg, área valvar 0,8 cm^2. Angiotomografia de aorta torácica com escore de cálcio valvar 4916 UA. Cineangiocoronariografia sem lesões obstrutivas, confirmado gradiente valvar. Após discussão pelo *heart team* programado implante de TAVI.

Comentário

A estenose aórtica (EAo) possui prevalência crescente como resultado do envelhecimento populacional. A EAo é um processo degenerativo crônico e acomete 2 a 9% dos idosos, cursando com calcificação e redução da mobilidade das cúspides, com aumento da sobrecarga pressórica do ventrículo esquerdo. A partir do surgimento dos sintomas apresenta alta morbimortalidade sendo que pacientes com EAo importante têm benefício intervenção. A EAo importante é definida ecocardiograficamente com área valvar aórtica (AVA) ≤ 1,0 cm^2 e/ou AVA indexada ≤ 0,6 cm^2/m^2 na presença de gradiente médio VE/aorta ≥ 40 mmHg ou velocidade máxima do jato aórtico ≥ 4,0 m/s. O escore de cálcio valvar se elevado, maior que 1300 AU para mulheres e maior que 2000 AU para homens, confirma a presença de EAo importante. O tratamento transcateter tornou-se uma opção à troca valvar cirúrgica não só em pacientes frágeis e de alto risco, mas também nos outros extratos de risco operatório. Dessa maneira, o *Heart Team* torna-se cada vez mais importante e necessário para a decisão da intervenção em tais pacientes. Conforme recomendações dos consensos, TAVI e cirurgia são os tratamentos de escolha em pacientes de alto risco cirúrgico a depender das características técnicas relacionadas aos procedimentos e preferência do paciente (Classe I, nível de evidencia A) e uma alternativa em pacientes com risco cirúrgico intermediário (Classe II, nível de evidencia A).

Referência

Vahanian A, Beyersdorf F, Praz F, Milojevic M, Baldus S, Bauersachs J, Capodanno D, et al. 2021 ESC/EACTS Guidelines for the management of valvular heart disease. EuroIntervention. 2022 Feb 4;17(14):e1126-e1196. doi: 10.4244/EIJ-E-21-00009. PMID: 34931612; PMCID: PMC9725093.

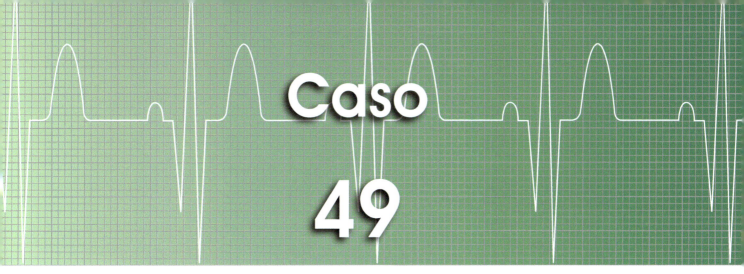

Caso 49

Laura Lino

Paciente sexo feminino, 35 anos, em investigação de colagenose com reumatologista, foi admitida na emergência com quadro de confusão mental e equimoses que surgiram 3 dias antes. Queixava-se de cefaleia e redução do volume de urina e estava sonolenta. Ao exame físico, PA:100/60 mmHg FC: 95 bpm Saturação de O_2: 93%, e equimoses em membros superiores e inferiores. Os exames de laboratório mostravam hemoglobina: 6.5 g/dl; Hematócrito: 18%; VCM:101 fl, reticulócitos: 27%; leucócitos: 13.000/μL; plaquetas: 29.000/μL, ureia 80 mg/dL e creatinina 2,1 mg/dL. O esfregaço de sangue demonstrava fragmentação das hemácias (esquizócitos) e policromasia. Coombs direto e indireto negativos, INR:1.1 e lactato desidrogenase (LDH) 610 mg/dL. Qual o provável diagnóstico e conduta terapêutica indicada?

Comentário

Paciente jovem, com alteração mental, plaquetopenia, elevação da ureia e creatinina plasmáticas e redução da diurese, associado à anemia macrocítica com reticulocitose, além de presença de esquizócitos no sangue periférico, indicando hemólise intravascular mecânica, sugere púrpura trombocitopênica trombótica (PTT). Foi indicada plasmaferese com urgência (caso não disponível, deve-se administrar plasma fresco congelado 10-15 ml/kg de 8/8 horas e metilprednisolona 10 mg/kg/dia). A PTT é uma microangiopatia trombótica por deficiência grave da enzima ADAMTS13, prejudicando à hemostasia primária. Ela pode ser congênita ou adquirida.

Referência

Hansen DL, Nilsson AC, Frederiksen H. [Thrombotic thrombocytopenic purpura]. Ugeskr Laeger. 2021 Oct 18;183(42):V03210230. Danish. PMID: 34709162.

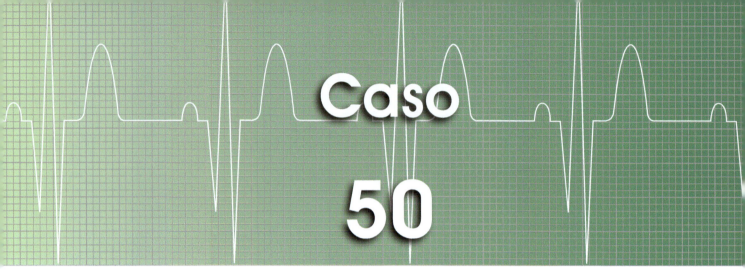

Caso 50

Laura Lino

Paciente do sexo masculino, 57 anos, portador de cirrose hepática alcoólica e tabagista, procura atendimento hospitalar por quadro de dor abdominal, associado à febre de 38 °C várias evacuações diarreicas. Ao exame físico apresenta ginecomastia e abdômen ascítico. Refere internação recente por hemorragia digestiva alta (HDA). No dia seguinte, o paciente evoluiu com PA 86/57 mmHg e elevação da creatinina plasmática de 1,5 mg/dL para 2,4 mg/dL. Qual principal hipótese diagnóstica, fisiopatogenia e conduta?

Comentário

Trata-se de um paciente com diagnóstico de cirrose que apresenta sinais de infecção abdominal. A principal hipótese é a peritonite bacteriana espontânea (PBE) cujo diagnóstico é confirmado através de uma paracentese diagnóstica com a presença de neutrófilos > 250/mm^3 e cultura positiva monobacteriana no líquido ascítico. A fisiopatogenia está relacionada à translocação de bactérias da flora intestinal para os vasos linfáticos mesentéricos e circulação portal, favorecidas pela deficiência imunológica secundária à disfunção hepática. A conduta inclui suporte clínico e início de antibioticoterapia empírica até resultado da cultura, sendo que a bactéria mais comumente isolada é a *Escherichia coli*. O antibiótico de escolha é uma cefalosporina de terceira geração.

Referência

Zhang G, Jazwinski Faust A. Spontaneous Bacterial Peritonitis. JAMA. 2021 Mar 16;325(11):1118. doi: 10.1001/jama.2020.10292. PMID: 33724324.

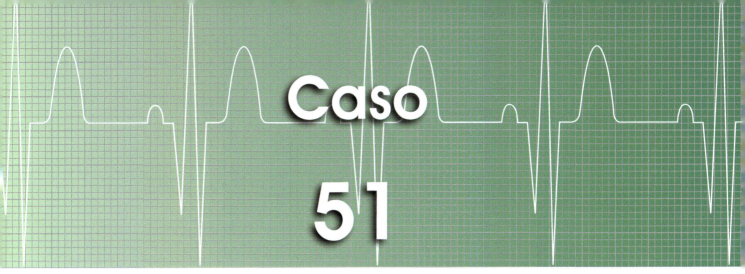

Caso 51

Laura Lino

Paciente 65 anos, sexo feminino, história pregressa de tireoidite autoimune e fratura recente do colo femoral, procura serviço de emergência com quadro de fadiga crônica, associada à icterícia 2+4+, prurido intenso e xerostomia. Relata alteração na coloração da urina e fezes. Os achados do exame físico eram xantelasma, discreta distensão abdominal e dor no hipocôndrio direito. Fosfatase alcalina (FA) e gama glutamil transferase (GGT) elevadas e transaminases pouco alteradas. Nega etilismo e história de hepatite viral prévia. Realizada ultrassonografia (USG) abdominal que mostrou ausência de litíase biliar e de dilatação das vias biliares extra-hepáticas, fígado de contorno irregular e parênquima heterogêneo. Qual o possível diagnóstico, marcador específico e prognóstico?

Comentário

Trata-se de uma paciente feminina de 65 anos com história de doença autoimune, admitida na emergência com quadro de colestase hepática (elevação de FA, GGT, prurido, colúria e acolia) associada a quadro de dislipidemia e osteoporose. A USG sugeriu cirrose sendo cirrose biliar primária (CBP) a principal hipótese diagnóstica, após descartadas causas virais. A CBP é uma doença crônica que acomete principalmente mulheres, caracterizada pela presença de colestase hepática cuja etiologia é autoimune. Os principais sintomas são fadiga e prurido. Dislipidemia, xerostomia e osteoporose estão geralmente associadas. O aumento de enzimas marcadoras de colestase, especialmente a fosfatase alcalina e a elevação da IgM no plasma são características laboratoriais, mas o seu marcador específico é a presença de anticorpo antimitocondrial (AMA). O AMA faz diagnóstico diferencial com hepatites autoimunes e quando negativo sugere a realização de biópsia hepática. O tratamento medicamentoso padrão é o ácido ursodesoxicólico (UDCA) enquanto o único tratamento curativo é o transplante de fígado.

Referência

Reshetnyak VI. Primary biliary cirrhosis: Clinical and laboratory criteria for its diagnosis. World J Gastroenterol. 2015 Jul 7;21(25):7683-708. doi: 10.3748/wjg.v21.i25.7683. PMID: 26167070; PMCID: PMC4491957.

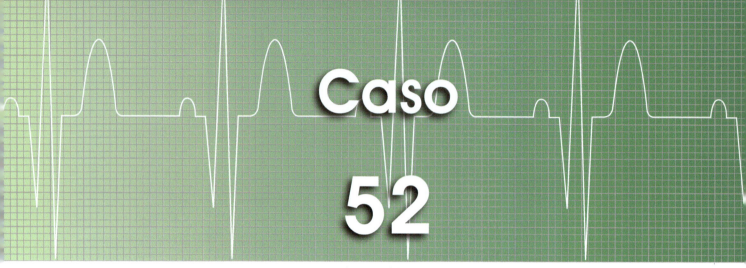

Caso 52

Laura Lino

Paciente masculino, 43 anos, etilista, internou no hospital por apresentar tremores de extremidades, alucinações visuais e desnutrição. Os exames laboratoriais na admissão incluíam Na: 133 mEq/L; K: 3,2 mEq/L; Mg: 1,2 mEq/L, fósforo: 2,4 mg/dL, Cr: 0,5 mg/dL e Ur: 35 mg/dL. Feito o diagnóstico de síndrome de abstinência alcoólica, foram iniciados nutrição enteral e diazepam. Dois dias depois, evoluiu com piora da confusão mental, rabdomiólise, taquicardia supraventricular. Os exames laboratoriais mostravam K: 2,7 mEq/L, Mg: 0,9 mg/dL e fósfoto: 0,9 mg/dL. Qual principal hipótese diagnóstica?

Comentário

Trata-se da síndrome de realimentação que ocorre quando um paciente volta a se alimentar após longo período de jejum ou de importante restrição calórica. A reintrodução da alimentação causa um aumento na produção de insulina que desloca fósforo, potássio e magnésio. para o espaço intracelular com consequente hipofosfatemia, hipopotassemia, hipomagnesemia. Outra característica é a redução dos níveis de tiamina. Clinicamente o paciente pode apresentar confusão mental, fraqueza muscular, íleo paralítico, arritmias, insuficiência cardíaca e insuficiência respiratória. O tratamento consiste em repor eletrólitos e tiamina.

Referência

Ponzo V, Pellegrini M, Cioffi I, Scaglione L, Bo S. The Refeeding Syndrome: a neglected but potentially serious condition for inpatients. A narrative review. Intern Emerg Med. 2021 Jan;16(1):49-60. doi: 10.1007/s11739-020-02525-7. Epub 2020 Oct 19. PMID: 33074463; PMCID: PMC7843537.

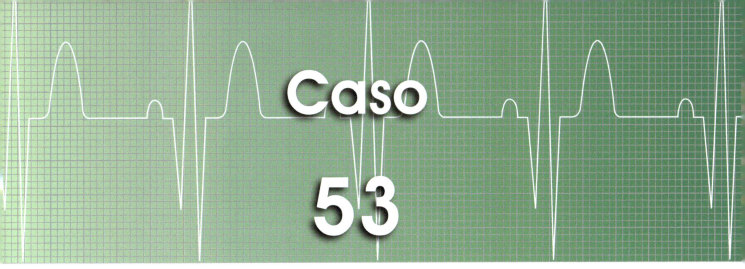

Caso 53

Henrique Veiga

Paciente feminina, 34 anos, com diagnóstico de hipertensão arterial sistêmica (HAS) e sedentarismo, apresenta pressão arterial 145/93 mmHg, altura 1,62 m, peso 84 kg. E índice de massa corporal (IMC) de 32 kg/m². Nega história familiar de HAS. A paciente foi aconselhada a implementar mudanças em seu estilo de vida, mantendo uma dieta balanceada, acompanhamento com nutricionista, além de início de prática regular de atividade física. Após seis meses das alterações no estilo de vida, houve perda de 12 kg de peso corporal, redução de IMC para 27,4 kg/m² e normalização de pressão arterial para 127/81 mmHg em média em consultas subsequentes. Qual o mecanismo dessa normalização da pressão arterial?

Comentário

O caso ilustra a relevância do manejo não farmacológico da hipertensão, onde a perda de peso, especialmente em indivíduos com sobrepeso ou obesidade, apresenta uma redução significativa da pressão arterial, como observado nessa paciente. Em geral, cada kg de perda de peso resulta em uma redução média de cerca de 1 mmHg na pressão arterial sistólica, mesmo que o paciente ainda não alcance o peso ideal. A paciente em questão apresentou redução de nível pressórico superior à média descrita em estudos na área. A obesidade está relacionada a uma maior ativação do sistema renina-angiotensina-aldosterona, retenção de sódio e aumento da resistência vascular sistêmica que contribuem para o desenvolvimento e agravamento da hipertensão. As diretrizes recomendam o controle de peso corporal, objetivando a manutenção do IMC < 25 kg/m².

Referência

Barroso WKS, Rodrigues CIS, Bortolotto LA, Mota-Gomes MA, Brandão AA, Feitosa ADM, et al. Diretrizes Brasileiras de Hipertensão Arterial – 2020. *Arq Bras Cardiol.* 2021;116(3):516-658. https://doi.org/10.36660/abc.20201238.

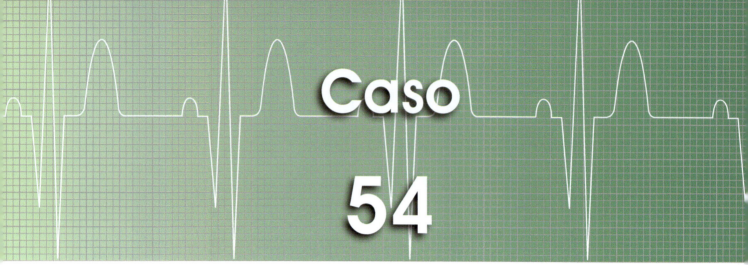

Caso 54

Henrique Veiga

Paciente feminina, 45 anos, com história prévia de hipotireoidismo e depressão, sem outras comorbidades, eutrófica, apresentava, em suas consultas ocasionais com endocrinologista, medidas de pressão arterial elevadas (PA média de últimas 2 consultas = 143/86 mmHg) sem evidência de lesão de órgão alvo, tendo sido encaminhada para acompanhamento com cardiologista. Em consulta com o especialista, a paciente encontrava-se novamente hipertensa (PA 150/91 mmHg) e ansiosa com o possível diagnóstico de hipertensão arterial. A suspeita de diagnóstico de hipertensão do avental branco (HAB) foi levantada e procedida a investigação com a realização de monitorização ambulatorial da pressão arterial (MAPA) que mostrou os seguintes níveis tensionais:

Média 24 horas	121/78 mmHg
Média na vigília	126/80 mmHg
Média no sono	117/68 mmHg

Qual a interpretação desse exame e conduta adequada?

Comentário

A hipótese diagnóstica de HAB foi confirmada. A HAB é uma condição comum na prática clínica, que se caracteriza por leituras elevadas da PA em ambientes médicos, porém, normais fora desse contexto. O fenômeno pode ser causado pelo estresse associado às consultas médicas, conhecido como "efeito do avental branco". Neste cenário, MAPA e a Medida Residencial da Pressão Arterial (MRPA) são ferramentas importantes no seu diagnóstico.

A MAPA e a MRPA são indicados para a pesquisa de HAB principalmente em casos de hipertensão estágio 1 em consultório, sem lesão de órgão alvo, como no caso desta paciente. A MAPA, tem custo maior, é menos disponível e causa maior desconforto ao paciente. Por outro lado, a MAPA tem vantagens importantes como: maior número de medidas, possibilidade de avaliação de PA durante período de sono e menos erros de medição. O diagnóstico de hipertensão pela MAPA se dá com registro de pressão arterial sistólica (PAS) média das 24 horas maior ou igual a 130mmHg e/ou pressão arterial diastólica (PAD) maior ou igual a 80 mmHg; PAS na vigília maior ou igual a 135 mmHg e/ou PAD maior ou igual a 85 mmHg; PAS durante o sono maior ou igual a 120 e/ou PAD maior ou igual 70 mmHg. Já para a MRPA, o diagnóstico se dá apenas por uma média de medidas igual ou acima de 130/80 mmHg. Com a confirmação do diagnóstico de HAB, não deve ser iniciada ou intensificada terapia medicamentosa anti-hipertensiva pelo risco de efeitos adversos. Deve-se, no entanto, reforçar medidas de mudança de estilo de vida e manejo dos fatores de risco modificáveis.

Referência

Barroso WKS, Rodrigues CIS, Bortolotto LA, Mota-Gomes MA, Brandão AA, Feitosa ADM, et al. Diretrizes Brasileiras de Hipertensão Arterial – 2020. *Arq Bras Cardiol*. 2021;116(3):516-658. https://doi.org/10.36660/abc.20201238.

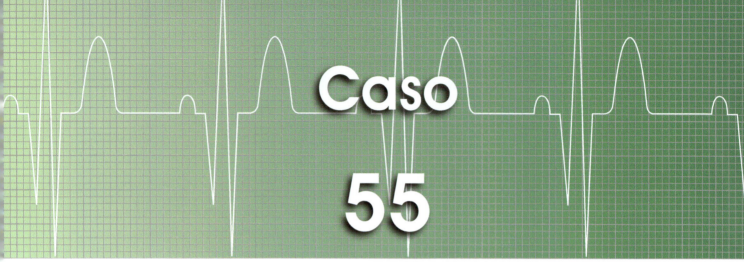

Caso 55

Henrique Veiga

Paciente de 70 anos, com história prévia de *diabetes mellitus* tipo 2, hipertensão arterial sistêmica, hiperplasia prostática benigna e dislipidemia. Em consulta, queixa-se de turvação visual e tontura ao levantar-se da cama. Faz uso regular de enalapril, indapamida, dapaglifozina, atorvastatina, tansulosina, metformina e insulina glargina. O paciente apresenta boa cognição e é funcionalmente independente. Durante o exame físico, o paciente apresenta medida de PA em decúbito dorsal de 124/69 mmHg e FC 76 bpm e medida de PA em ortostase após 3 minutos foi de 88/54 mmHg, FC = 90 bpm, sintomático (tontura). Quais as prováveis causas desse fenômeno e como orientar esse paciente?

Comentário

Estamos diante de um quadro de hipotensão ortostática, que se caracteriza por uma queda significativa da pressão arterial (redução maior ou igual a 20 mmHg da pressão sistólica ou maior ou igual a 10 mmHg da pressão diastólica) em até três minutos da mudança sentada ou deitada para posição em pé. O paciente possui alguns fatores de risco para o desenvolvimento de hipotensão ortostática, como idade avançada (pacientes idosos possuem pior resposta de barorreceptores), diabete melito, uso de classes de medicações que podem causar ou agravar o quadro como inibidores de ECA (enalapril), diurético tiazídico (indapamida), inibidor da SGLT2 (dapaglifozina) e alfa-bloqueador (tansulosina). Além disso, o paciente encontra-se com nível pressórico abaixo da meta ideal para idosos hipertensos, que nos pacientes acima de 60 anos deve ser PAS entre 130-139 mmHg e PAD entre 70-79 mmHg nos idosos hígidos e meta de PAS entre 140-149 mmHg e PAD 70 -79 mmHg em idosos frágeis. Devido ao quadro de sintomas e risco de novas quedas, optou-se pela suspensão da indapamida e tansulosina, além da troca da dapaglifozina por medicação da classe dos inibidores do DPP4 (linagliptina). Essas medidas visaram evitar a depleção de volume causado pelo diurético e do inibidor do SGLT2 e reduzir o efeito vasodilatador causado pela tansulosina. Além dessas modificações em sua prescrição, foram orientadas medidas não-farmacológicas para tratamento da hipotensão ortostática como: orientação de ingesta hídrica adequada, utilização de meias de compressão, orientação de mudança lenta de posição deitada para em pé, elevação de cabeceira de cama e realizar atividade física (bicicleta ergométrica, sob supervisão). Em nova visita de seguimento após 1 mês, o paciente referia melhora importante de sintomatologia, com medida de PA deitada 138/78 mmHg e em pé 129/75 mmHg, assintomático. Manteve-se, assim, a prescrição e orientações de medidas não-farmacológicas.

Referência

Mills PB, Fung CK, Travlos A, Krassioukov A. Nonpharmacologic management of orthostatic hypotension: a systematic review. *Arch Phys Med Rehabil*. 2015;96(2):366-375.e6. doi: 10.1016/j.apmr.2014.09.028.

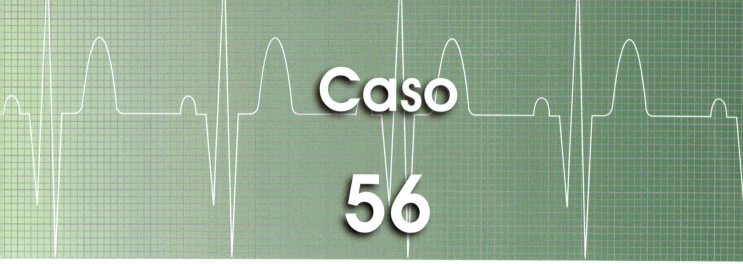

Caso 56

Henrique Veiga

Paciente masculino, 66 anos, com história prévia de hipertensão arterial de longa data sem acompanhamento regular. Procurou atendimento em unidade de pronto socorro após ter iniciado um quadro de enxaqueca na sua casa com registros de medida de pressão arterial muito elevada, segundo o mesmo. Ao chegar no setor de triagem, o paciente encontrava-se com PA 220/102 mmHg, mantendo sintomas de cefaleia, náuseas e mal estar geral, além de relato de episódios prévios de enxaqueca, sem tratamento profilático. O exame físico de admissão demonstrava ausculta pulmonar e cardíaca normais e ausência de déficits neurológicos. O eletrocardiograma não tinha alterações isquêmicas e a fundoscopia era normal. Qual a melhor conduta frente a esse quadro?

Comentário

O quadro do paciente é compatível com uma pseudocrise hipertensiva, onde temos uma elevação aguda da pressão arterial, geralmente com um fator desencadeante claro, sem evidências de lesão de órgão-alvo. É importante diferenciar de uma crise hipertensiva verdadeira, que é uma urgência médica com potencial de causar complicações cardiovasculares e neurológicas. O tratamento da pseudocrise hipertensiva visa ao controle e seguro da pressão arterial, além de identificação e tratamento da causa desencadeante, como a cefaleia nesse caso. O paciente foi tratado com medicação analgésica (dipirona), triptano (sumatriptano) e medicação antihipertensiva (inibidor da ECA -captopril) com melhora de sintomatologia e queda de PA após 2 horas para 158/74 mmHg. O paciente recebeu alta hospitalar sendo orientado acompanhamento regular visando melhor controle pressórico, prevenção de novas crises de enxaqueca e orientações para um estilo de vida saudáveis.

Referência

Bortolotto, L. A., & Vilela-Martin, J. F. (2018). Crises Hipertensivas: Definindo a gravidade e o tratamento. *Rev. Soc. Cardiol. Estado de São Paulo*, 254-259.

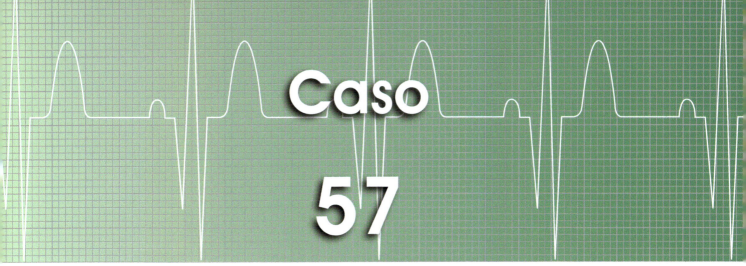

Caso 57

Thiago Matos Barcellos

Paciente masculino, 65 anos, hipertenso desde os 35 anos, portador de insuficiência cardíaca com fração de ejeção (FE) reduzida diagnosticada há 6 anos (a FE era 35% na ocasião do diagnóstico), comparece para consulta ambulatorial de acompanhamento relatando se sentir muito bem. Informa que realiza exercício físico diariamente e segue um programa de reabilitação cardíaca 3 vezes por semana. Faz uso regular de carvedilol 25 mg 2×/dia, dapaglifosina 10 mg 1×/dia, espironolactona 25 mg 1×/dia, sacubitril/valsartan 97 mg/103 mg e anlodipino 5 mg 1×/dia. Traz ecocardiograma transtorácico evidenciando FE de 62%, considerado normal, embora ainda possua leve hipertrofia das paredes sem dilatação de cavidades do ventrículo esquerdo. Ao exame físico apresentava PA 130 × 80mmHg, sem hipotensão postural e FC 76 bpm, sem outros achados significativos. Apesar do custo do tratamento não ser limitador, o paciente questiona se, agora que a sua fração de ejeção melhorou, poderiam ser suspensas as medicações para insuficiência cardíaca. Deixa claro que gostaria de manter o tratamento para hipertensão.

Comentário

O paciente é classificado como portador de insuficiência cardíaca de FE melhorada (ICFEm), condição caracterizada por FE inicial abaixo de 40% que aumenta pelo menos 10 pontos percentuais e fica acima de 40% em consequência do tratamento. Com o uso das drogas modificadoras de prognóstico, eventualmente encontramos pacientes que desenvolvem o remodelamento reverso e reversão da disfunção sistólica do ventrículo esquerdo. O paciente está sem sintomas com o tratamento medicamentoso otimizado para insuficiência cardíaca. As melhores evidências atuais sugerem que em cerca de 45% dos casos semelhantes, após 6 meses de suspensão das medicações ocorre piora de sintomas com nova queda da FE ou dilatação das cavidades ventriculares. Deste modo, a orientação atual é manter a terapia medicamentosa modificadora de prognóstico se for tolerada pelo paciente.

Referência

Marcondes-Braga FG, Moura LAZ, Issa VS, Vieira JL, Rohde LE, Simões MV, et al. Emerging Topics Update of the Brazilian Heart Failure Guideline - 2021. Arq Bras Cardiol. 2021 Jun;116(6):1174-1212. English, Portuguese. doi: 10.36660/abc.20210367. PMID: 34133608; PMCID: PMC8288520.

Parte 5

Cardiologia I

Capítulo 11

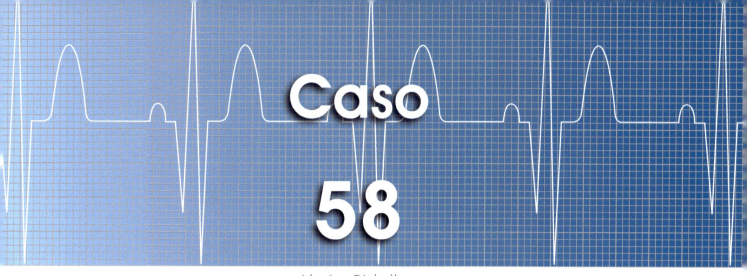

Caso 58

Jéssica Rizkalla
Maria Fernanda B. B. da Silveira

Paciente de 49 anos, sexo masculino, diagnosticado com Linfoma de Hodgkin aos 16 anos e tratado com radioterapia e doxorrubicina. Relata que nos últimos 2 meses, apresenta cansaço progressivo aos esforços. Ao exame físico, ausculta-se sopro sistólico (4+/6+) em "diamante", no foco aórtico, com irradiação para fúrcula esternal. O paciente foi submetido a ecocardiograma transtorácico, que evidencia espessamento e calcificação das três cúspides aórticas com importante restrição à mobilidade e abertura da valva. A área valvar foi estimada em 0.5 cm^2/m^2 e seu gradiente médio em 43 mmHg. Qual é a associação entre a lesão valvar descrita e a terapia instituída no passado?

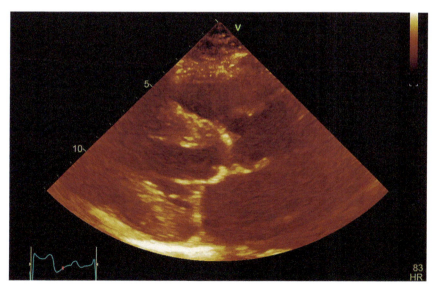

Figura 11.1A. Corte paraesternal longitudinal eixo longo mostrando intensa calcificação na cortina mitro-aórtica. Imagem gentilmente cedida por Dr. Arnaldo Rabischoffsky.

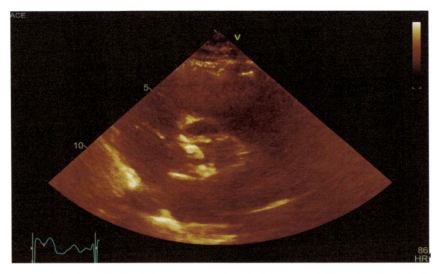

Figura 11.1B. Corte paraesternal longitudinal eixo curto mostrando intensa calcificação dos folhetos aórticos. Imagem gentilmente cedida por Dr. Arnaldo Rabischoffsky.

Comentário

É descrito que o tratamento com irradiação pode ocasionar diversas lesões cardíacas, entre elas, lesões no miocárdio, pericárdio, coronárias e valvas cardíacas. A irradiação torácica pode causar inflamação aguda e fibrose progressiva dos tecidos cardíacos. A dose total de radiação, o período entre as sessões e o uso concomitante de quimioterapia estão associados ao aumento do risco de complicações cardiovasculares. A lesão actínica da valva aórtica, devido à maior proximidade desta valva com o campo de irradiação, é a mais comum entre as lesões valvares e é caracterizada por espessamento e calcificação localizados nos segmentos basais e médios dos folhetos, enquanto pontas e comissuras são poupadas, permitindo diagnóstico diferencial com doença reumática. A calcificação da cortina mitro-aórtica é um achado característico de complicação pós-radioterapia.

Referência

Byrd B, Mendes L, et al. Cardiac complications of mediastinal radiotherapy. J Am Coll Cardiol. 2003 Aug, 42 (4) 750–751. https://doi.org/10.1016/S0735-1097(03)00760-5

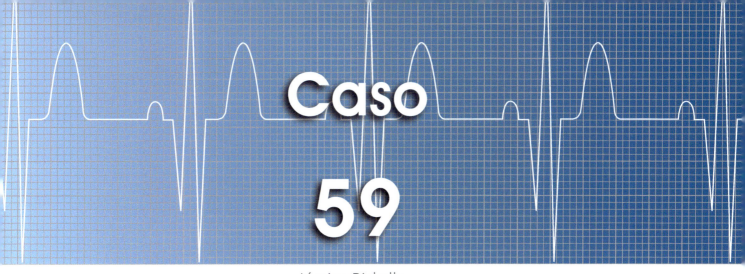

Caso 59

Jéssica Rizkalla
Maria Fernanda B. B. da Silveira

Paciente de 60 anos, sexo feminino, hipertensa e diabética, procura atendimento de emergência por queixa de precordialgia em pontada, intermitente e sem irradiação. O eletrocardiograma evidencia ritmo sinusal, com inversão de onda T em parede anterior, já observada em exames anteriores. As dosagens de troponinas foram negativas e o ecocardiograma evidencia hipertrofia ventricular esquerda assimétrica com predomínio em ápice do ventrículo esquerdo, e espessura da parede apical de 16 mm. O Strain Longitudinal Global encontra-se reduzido. Qual é o diagnóstico provável a partir dos achados ecocardiográficos?

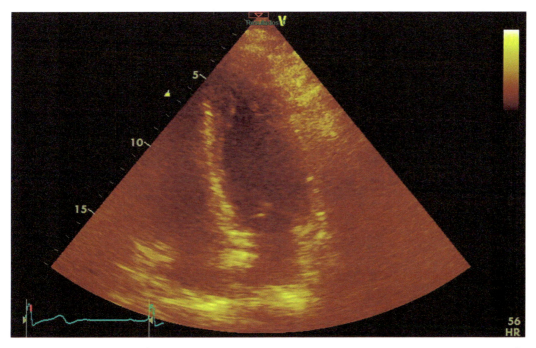

Figura 11.2A. Corte apical quatro câmaras evidenciando hipertrofia ventricular esquerda acentuada em ápice do VE. Imagem gentilmente cedida por Dr. Arnaldo Rabischoffsky.

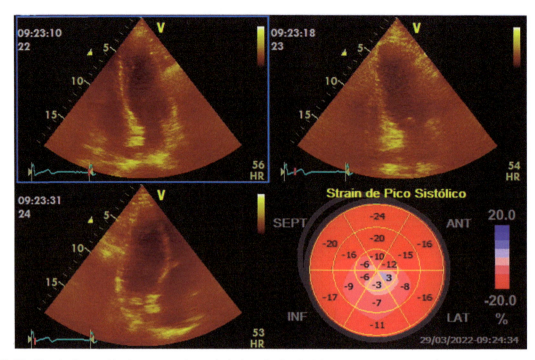

Figura 11.2B. Hipertrofia ventricular esquerda e strain longitudinal global reduzido compatível com miocardiopatia hipertrófica. Imagem gentilmente cedida por Dr. Arnaldo Rabischoffsky.

Comentário

Trata-se de miocardiopatia hipertrófica apical. A miocardiopatia hipertrófica é definida como a presença de hipertrofia ventricular esquerda localizada ou generalizada (acima de 13 mm de espessura parietal) na ausência de outras causas que resultem em sobrecarga de pressão. É uma doença autossômica dominante, secundária à mutação de um dos genes que codificam as proteínas sarcoméricas, e apresenta maior incidência em pessoas de etnia japonesa. A miocardiopatia hipertrófica apical, caracteriza-se por acometimento predominante do ápice do ventrículo esquerdo e é uma variante mais rara de hipertrófica. A ecocardiografia bidimensional é, atualmente, o principal método para rastreio e avaliação de hipertrofia conhecida ou suspeitada, pois é capaz de determinar com acurácia a magnitude da distribuição da hipertrofia ventricular, e de avaliar todo o espectro das anormalidades hemodinâmicas relacionadas. Essa patologia muitas vezes cursa de forma assintomática, sendo um achado em exames de rotina como o eletrocardiograma, ecocardiograma e ventriculografia esquerda. Os estudos clínicos mostram rara ocorrência de mortalidade e morbidade cardiovascular, na forma apical. No entanto, manifestações clínicas mais graves como morte súbita cardíaca, arritmias graves e infarto apical com aneurisma apical, têm sido frequentemente descritas em relatos de casos.

Referência

Eriksson MJ, Sonnenberg B, Woo A, et al. Long-term outcome in patients with apical hypertrophic cardiomyopathy. J Am Coll Cardiol. 2002;39(4):638-645. doi:10.1016/s0735-1097(01)01778-8

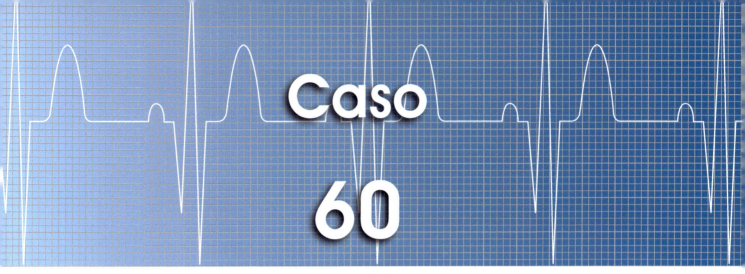

Caso 60

Jéssica Rizkalla
Maria Fernanda B. B. da Silveira

Mulher de 65 anos, sem comorbidades conhecidas, apresenta síncope a caminho do trabalho e é levada a serviço de emergência. Refere que nos últimos três meses vem se sentindo mais cansada e apresentou perda ponderal de cerca de 3,5 kg. Os sinais vitais à chegada encontravam-se estáveis. À ausculta cardíaca notava-se sopro sistêmico (3+/6+) em foco mitral, e à ausculta pulmonar, discretas crepitações em bases pulmonares. Foi submetida a ecocardiograma transtorácico que evidenciou massa pedunculada em átrio esquerdo aderida ao septo interatrial, medindo cerca de 3,0 × 4,5 cm e causando obstrução da valva mitral. Diante do achado ecocardiográfico, qual a principal hipótese diagnóstica e o tratamento indicado?

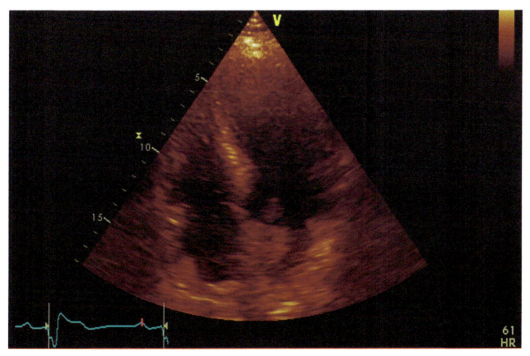

Figura 11.3A. Corte apical quatro câmaras mostrando massa em região do septo interatrial. Imagem gentilmente cedida por Dr. Arnaldo Rabischoffsky.

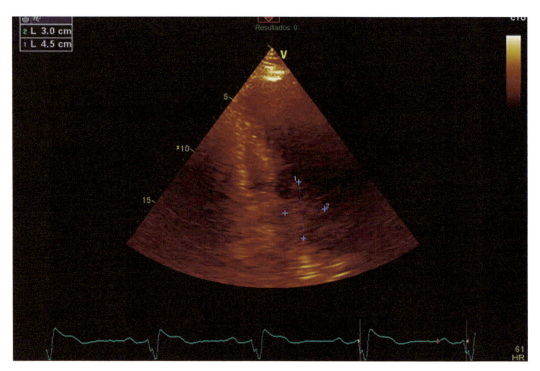

Figura 11.3B. Medida do Mixoma na janela apical duas câmaras. Imagem gentilmente cedida por Dr. Arnaldo Rabischoffsky.

Comentário

Trata-se de provável mixoma cardíaco, que é o tumor primário do coração mais comum em adultos, seguido dos fibroelastomas e lipomas. Eles podem ser de tamanho, forma e mobilidade variáveis. Comumente são encontrados no átrio esquerdo, mas podem surgir em outras câmaras cardíacas, e raramente nas válvulas. Além do comprometimento cardiovascular, esse tipo de tumoração pode cursar com manifestações inespecíficas, contribuindo dessa forma para um diagnóstico mais tardio desta patologia. Acidentes embólicos têm sido relatados com frequência. O tratamento consiste em ressecção cirúrgica de forma imediata.

Referência

El Sabbagh A, Al-Hijji MA, Thaden JJ, et al. Cardiac Myxoma: The Great Mimicker. JACC Cardiovasc Imaging. 2017;10(2):203-206. doi:10.1016/j.jcmg.2016.06.018

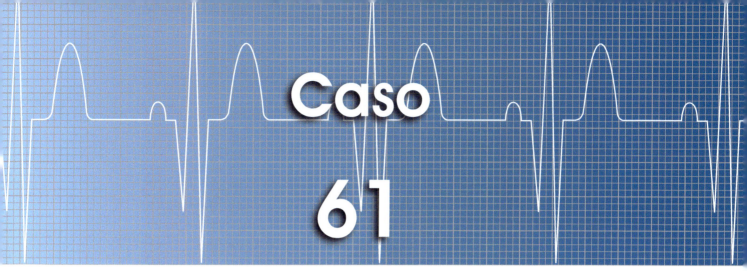

Caso 61

Jéssica Rizkalla
Maria Fernanda B. B. da Silveira

Paciente feminina, 58 anos, queixando-se de cansaço progressivo aos esforços nos últimos quatro meses, que evoluiu nos últimos três dias para dispneia a pequenos esforços. Pela manhã, apresentou dor torácica retroesternal durante o banho. Procurou a emergência e foi submetida a ecocardiograma transtorácico que evidenciou dupla lesão aórtica com predomínio de estenose. Apresentava gradiente sistólico máximo de 65 mmHg e médio de 48 mmHg, e área valvar estimada 0,7cm² pela equação de continuidade. A insuficiência aórtica era moderada, com jato central e PHT de 387 ms. Foi realizado ecocardiograma transesofágico para melhor avaliação da anatomia valvar, apresentado a seguir. Qual é a etiologia da dupla lesão valvar aórtica demonstrada no exame transesofágico?

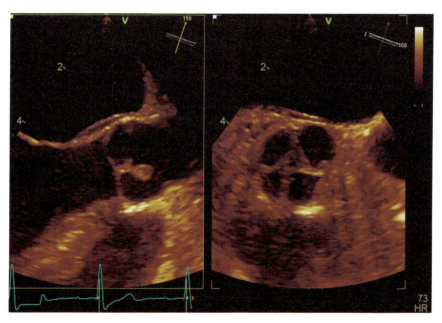

Figura 11.4A. Ecocardiograma transesofágico mostrando abertura simultânea da valva aórtica com suas quatro cúspides. Imagem gentilmente cedida por Dr Arnaldo Rabischoffsky.

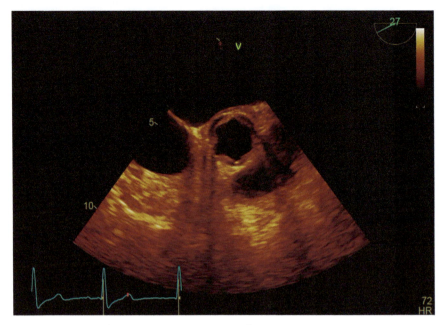

Figura 11.4B. Eixo curto da valva aórtica com suas quatro cúspides. Imagem gentilmente cedida por Dr. Arnaldo Rabischoffsky.

Comentário

Trata-se de valva aórtica congenitamente mal formada do tipo quadricúspide, muito espessada e com abertura em cúpula. A valva aórtica quadricúspide é uma malformação congênita rara, com predomínio discreto nos homens em relação às mulheres. Seu diagnóstico é mais frequente após a quinta década de vida, provavelmente, devido ao fato de ser nesta faixa etária que a valva se torna mais insuficiente, levando o paciente a apresentar sintomas ou piorar os sintomas já existentes. Na infância, a maioria dos diagnósticos ocorre por acaso, pois os pacientes são em sua grande maioria assintomáticos e a valva é quase sempre normofuncionante. Na maioria das vezes, a deformidade aórtica é isolada, porém, em alguns casos pode estar associada a outras deformidades cardíacas, como miocardiopatia hipertrófica, comunicação interatrial e interventricular, estenose valvar pulmonar, anormalidade da valva mitral, transposição de grandes artérias e tetralogia de Fallot.

Referência

Tutarel O. The quadricuspid aortic valve: a comprehensive review. J Heart Valve Dis. 2004;13(4):534-537.

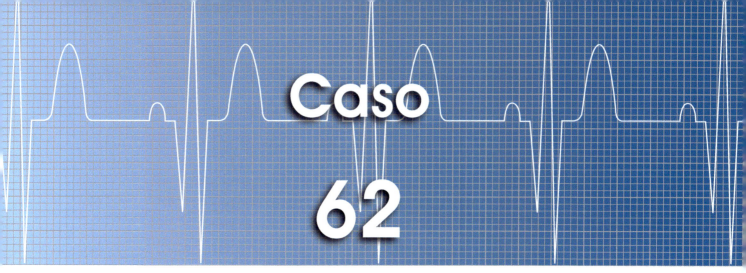

Caso 62

Flávio Costa
Maria Fernanda B. B. da Silveira

Paciente de 77 anos, sexo feminino, hipertensa, sem outras comorbidades conhecidas, é admitida na emergência com queda do estado geral, febre e prostração, de início há 2 semanas. Refere piora progressiva de classe funcional, com atual cansaço aos pequenos esforços. À ausculta cardíaca, nota-se sopro diastólico (5+/6+) em decrescendo, em foco aórtico. Observa-se ainda pressão arterial divergente (PA: 140x55 mmHg) e taquicardia (FC: 102 bpm). A paciente foi submetida a ecocardiograma transtorácico, que apresentava os achados abaixo. Qual é o diagnóstico provável e conduta mais adequada?

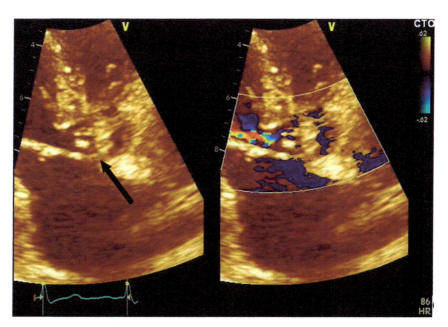

Figura 11.5. Ecocardiograma transtorácico.

Comentário

Trata-se de quadro de endocardite infecciosa de valva aórtica levando a insuficiência aórtica grave. Pelos critérios de Duke para diagnóstico de endocardite infecciosa, a paciente apresenta 2 critérios maiores, representados pela insuficiência aórtica grave nova e pela massa oscilante aderida ao folheto aórtico ao ecocardiograma, e 1 critério menor representado pela febre. Faz-se necessária a coleta de hemoculturas para confirmação microbiológica do diagnóstico e direcionamento da terapia antibiótica, que deverá se estender por 4 a 6 semanas. Visto que há importante acometimento valvar levando à insuficiência aórtica grave e consequente insuficiência cardíaca congestiva, torna-se imperativa a intervenção cirúrgica com troca valvar.

Referência

Fowler VG, Durack DT, Selton-Suty C, et al. The 2023 Duke-International Society for Cardiovascular Infectious Diseases Criteria for Infective Endocarditis: Updating the Modified Duke Criteria. Clin Infect Dis. 2023;77(4):518-526. doi:10.1093/cid/ciad271

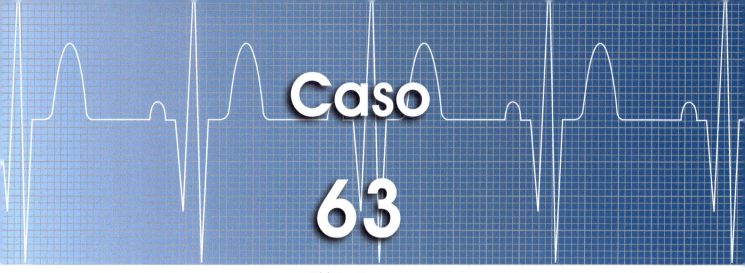

Caso 63

Flávio Costa
Maria Fernanda B. B. da Silveira

Paciente de 55 anos, sexo masculino, submetido a cirurgia de revascularização miocárdica, evolui no terceiro dia de pós-operatório com náuseas, hipotensão, taquicardia e dispneia. Ao exame físico, nota-se abafamento de bulhas cardíacas e distensão do pulso venoso jugular. O plantonista aciona imediatamente a cirurgia cardíaca, afirmando tratar-se de tamponamento cardíaco, e equipe de ecocardiografia para guiar drenagem pericárdica. As imagens a seguir correspondem às janelas ecocardiográficas paraesternal longitudinal e apical quatro câmaras. Na sua opinião, a condução do caso foi adequada?

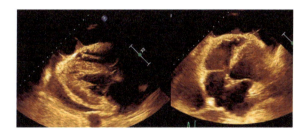

Figura 11.6.

Comentário

Em um cenário de descompensação clínica súbita no pós-operatório de cirurgia cardíaca é mandatório pensarmos no diagnóstico diferencial de tamponamento cardíaco, sobretudo, na presença da tríade de Beck: distensão venosa jugular, hipotensão e hipofonese de bulhas cardíacas. Apesar de tratar-se de um diagnóstico clínico, a complementação com ecocardiograma transtorácico à beira leito, neste cenário, traz informações importantes, principalmente relacionadas à localização do derrame pericárdico, guiando de forma segura a drenagem pericárdica. É importante ressaltar que a restrição diastólica associada ao tamponamento cardíaco nem sempre é provocada por grandes derrames envolvendo toda a circunferência cardíaca. Por vezes, derrames menores de instalação mais aguda, principalmente, quando localizados anteriormente às cavidades direitas podem ser suficientes para provocar restrição diastólica.

Referência

Adler Y, Charron P, Imazio M, et al. 2015 ESC Guidelines for the diagnosis and management of pericardial diseases: The Task Force for the Diagnosis and Management of Pericardial Diseases of the European Society of Cardiology (ESC)Endorsed by: The European Association for Cardio-Thoracic Surgery (EACTS). Eur Heart J. 2015;36(42):2921-2964. doi:10.1093/eurheartj/ehv318*

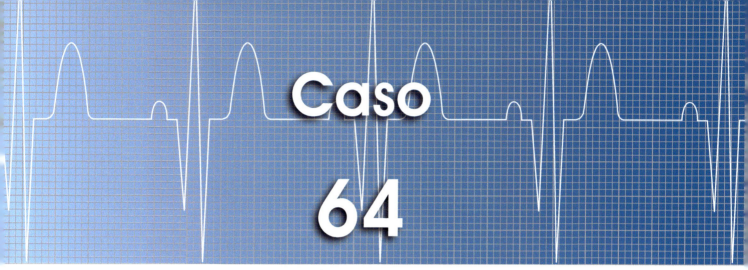

Caso 64

Flávio Costa
Maria Fernanda B. B. da Silveira

Paciente de 49 anos, sexo feminino, previamente hígida, apresentou quadro de acidente vascular encefálico isquêmico (AVEi) criptogênico com hemiparesia do dimídio direito e afasia, e evoluiu com reversão completa do déficit, após trombólise. Durante investigação etiológica, foi solicitado ecocardiograma transesofágico, representado a seguir. Qual é o diagnóstico etiológico neste caso?

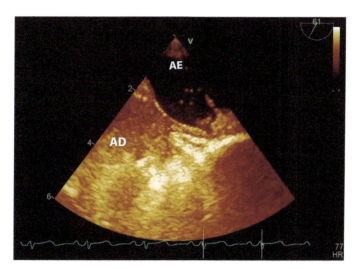

Figura 11.7. Ecocardiograma transesofágico.

Resposta

Trata-se de um caso de forame oval patente (FOP). Durante a investigação etiológica do AVC isquêmico, faz-se necessária a realização de ecocardiograma para pesquisa de causas cardioembólicas. Entre elas encontram-se: FOP, fibrilação atrial, doença valvar cardíaca, infarto agudo do miocárdio, endocardite. No caso descrito, o ecocardiograma transesofágico associado à injeção de solução salina agitada, evidenciou a passagem precoce de bolhas do átrio direito para o átrio esquerdo através do forame oval (abertura localizada no septo interatrial, que habitualmente fecha-se após o nascimento), que permaneceu patente até a vida adulta, provocando embolia paradoxal. A embolia paradoxal ocorre quando trombo de origem venosa ganha a circulação arterial, provocando ataque isquêmico transitório, AVC ou outras isquemias arteriais periféricas.

Referência

Giblett JP, Williams LK, Kyranis S, Shapiro LM, Calvert PA. Patent Foramen Ovale Closure: State of the Art. Interv Cardiol. 2020;15:e15. Published 2020 Nov 24. doi:10.15420/icr.2019.27

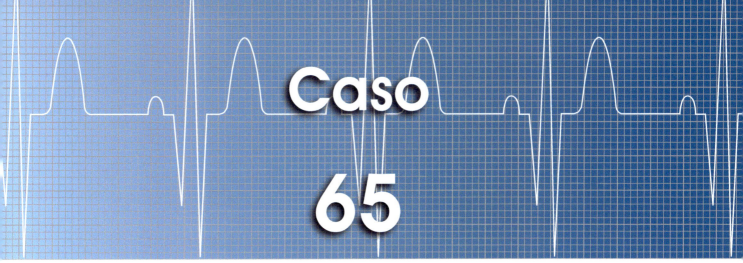

Caso 65

Flávio Costa
Maria Fernanda B. B. da Silveira

Paciente de 67 anos, sexo masculino, hipertenso, diabético, dislipidêmico, com história de troca valvar mitral com implante de prótese biológica, há dois anos. Procura a emergência com relato de dispneia progressiva aos esforços, iniciada há quatro semanas. Nega dor torácica, febre ou outros sintomas constitucionais. Laboratório de admissão apresentava hemograma sem alterações e proteína C reativa menor que 0,5 mg/dL. Ao exame físico, apresenta sopro sistólico em foco mitral com irradiação para borda paresternal esquerda. Apesar de janela ecocardiografia inadequada, o ecocardiograma transtorácico evidenciava gradiente protético elevado. Foi então submetido a ecocardiograma transesofágico para melhor avaliação da prótese, demonstrado a seguir. Qual é o diagnóstico provável e as possibilidades terapêuticas?

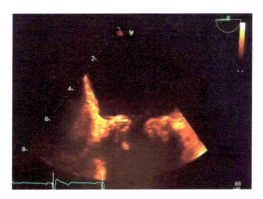

Figura 11.8. Ecocardiograma transtorácico.

Comentário

Visto que o paciente não preenche critérios para endocardite infecciosa, o diagnóstico diferencial mais provável é trombose de prótese. Apesar de comparativamente menos trombogênicas do que as próteses metálicas, as próteses biológicas em posição mitral têm maior risco de trombose do que as próteses biológicas em posição aórtica. O tratamento a ser indicado leva em consideração algumas variáveis, como o tamanho e mobilidade do trombo (considerados os principais fatores complicadores devido ao risco associado de obstrução valvar e embolia); a localização da valva acometida (câmaras esquerdas × câmaras direitas); e a classe funcional em que o paciente se encontra. O tratamento pode variar desde anticoagulação oral e monitorização ambulatorial com imagem até internação hospitalar para anticoagulação venosa, trombólise ou cirurgia valvar.

Referência

Dangas GD, Weitz JI, Giustino G, Makkar R, Mehran R. Prosthetic Heart Valve Thrombosis. J Am Coll Cardiol. 2016 Dec 20;68(24):2670-2689. doi: 10.1016/j.jacc.2016.09.958. PMID: 27978952.

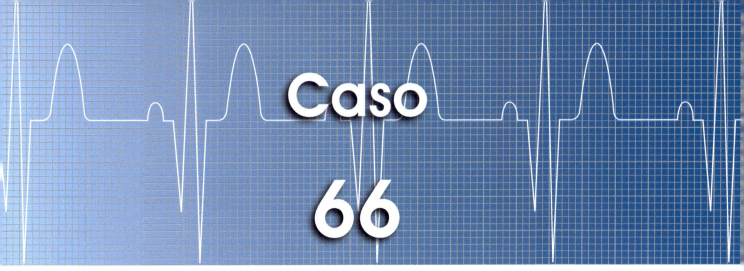

Caso 66

Daniel Setta
Brysa Paiva Cruz

Paciente masculino, 66 anos, com história prévia de sobrepeso, hipertensão arterial, dislipidemia e diabetes mellitus, deu entrada no pronto socorro com dor precordial em "pontada", com intensidade avaliada em 7 de 10 com irradiação para ombro e membro superior esquerdo com início há cerca de uma hora.

O eletrocardiograma de chegada não apresentou alterações isquêmicas, e manteve-se inalterado após 3 horas. Troponinas da admissão e 3 horas após: 8 ng/L e 9 ng/L (Valor de referência: até 11 ng/L). Esse paciente pode ser liberado? Qual melhor manejo para o caso?

Comentário

Trata-se de uma dor torácica em que se faz necessário o diagnóstico diferencial com síndrome coronariana aguda. Podemos utilizar a ferramenta Escore Heart para estimar a probabilidade de eventos cardiovasculares maiores e auxiliar na decisão quanto a necessidade de internação hospitalar. O paciente pontua 5 nesse escore, por história moderadamente suspeita de síndrome coronariana aguda (dor com aspectos típicos e atípicos), idade maior que 65 anos, presença de mais de 3 fatores de risco para doença aterosclerótica e níveis normais de troponina. Nesse caso, estaria indicado complementar nesta internação a investigação com um teste não invasivo como a cintilografia miocárdica de estresse ou ecocardiograma de estresse. Caso esses exames apresentem alterações isquêmicas significativas, o caso deve ser tratado como síndrome coronariana aguda.

Referência

Nicolau JC, Feitosa Filho GS, Petriz JL, Furtado RHM, Précoma DB, Lemke W, Lopes RD, et al. Diretrizes da Sociedade Brasileira de Cardiologia sobre Angina Instável e Infarto Agudo do Miocárdio sem Supradesnível do Segmento ST – 2021. Arq. Bras. Cardiol. 2021;117(1):181-264.

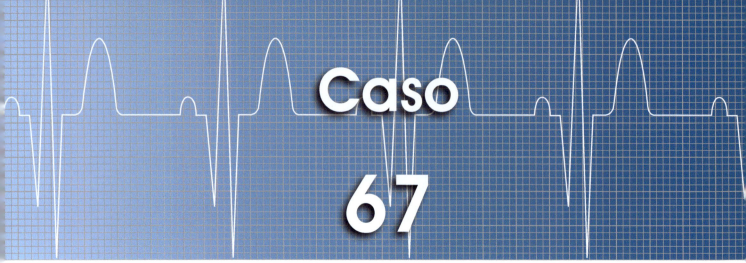

Caso 67

Daniel Setta
Brysa Paiva Cruz

Paciente feminina, 76 anos, com história de hipertensão arterial e dislipidemia. Atendida em pronto socorro com quadro de precordialgia opressiva iniciada há 4 horas, de moderada intensidade. Foi alocada em protocolo de dor torácica, com realização de eletrocardiograma nos primeiros 10 minutos, além de dosagem de troponinas na chegada e na terceira hora. O eletrocardiograma apresentava infradesnivelamento do segmento ST de 1 milímetro de V1 até V6 e dosagem de troponina positiva, em elevação. Realizou ainda ecocardiograma que evidenciou alteração segmentar não conhecida previamente (hipocinesia septo-apical) com função do ventrículo esquerdo preservada. Paciente sem instabilidade hemodinâmica, sem dor torácica após administração de nitrato sublingual. Qual a melhor conduta?

Comentário

Trata-se de um caso de infarto agudo do miocárdio sem supradesnivelamento do segmento ST (IAMSSST), classificado como de alto risco pelo escore GRACE maior que 140 pontos, com elevação de troponina e alteração dinâmica de segmento ST em eletrocardiograma, porém sem critérios de muito alto risco. Nesse caso a abordagem inicial do IAMSSST deve incluir monitorização cardíaca continua, controle da pressão arterial e frequência cardíaca, uso imediato de ácido acetilsalicílico (AAS) em dose de 150-300 mg), garantir boa oxigenação (oxigenioterapia caso saturação menor que 90% ou esforço), nitrato para alívio de angina, anticoagulação e estatina de alta potência. Esse paciente deve ser submetido a estratégia invasiva precoce – sendo realizada coronariografia em até 24h e o segundo antiagregante plaquetário pode ser administrado na sala de hemodinâmica. Nessas primeiras 24 horas, caso o paciente apresente angina refratária, instabilidade hemodinâmica, arritmia ventricular, alterações de segmento ST/T recorrentes ou sinais de insuficiência cardíaca aguda a coronariografia deve ocorrer de forma imediata.

Referência

Nicolau JC, Feitosa Filho GS, Petriz JL, Furtado RHM, Précoma DB, Lemke W, Lopes RD, et al. Diretrizes da Sociedade Brasileira de Cardiologia sobre Angina Instável e Infarto Agudo do Miocárdio sem Supradesnível do Segmento ST – 2021. Arq. Bras. Cardiol. 2021;117(1):181-264.

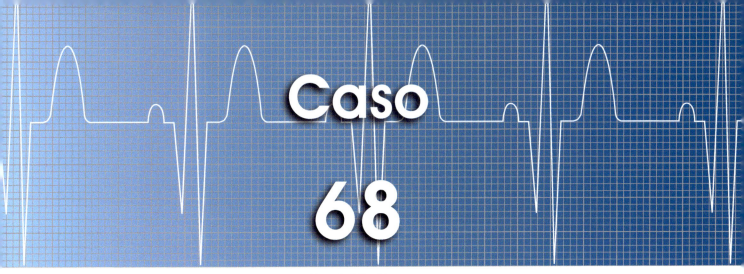

Caso 68

Daniel Setta
Brysa Paiva Cruz

Homem, 48 anos, hipertenso e tabagista, deu entrada em uma Unidade de Pronto Atendimento (UPA) com dor precordial intensa, em aperto, com irradiação para MSE associada a um episódio de vômito iniciada há 45 minutos. Na chegada foi realizado o seguinte eletrocardiograma. Qual o diagnóstico? Como fazer o manejo inicial deste paciente nesta unidade?

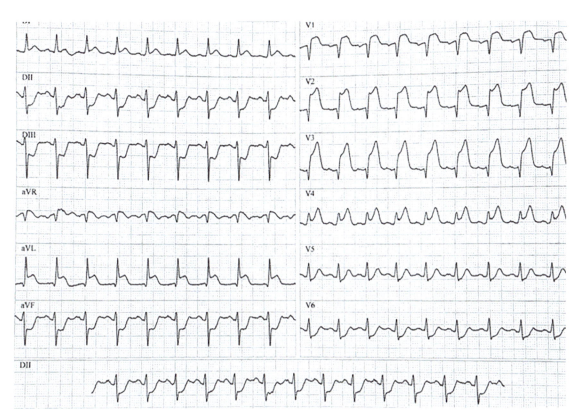

Figura 11.9. Eletrocardiograma.

Comentário

Trata-se de um infarto agudo do miocárdio com supra desnivelamento do segmento ST (IAMCSST). O manejo inicial do paciente com IAMCSST na fase aguda envolve alivio da dor, estabilização hemodinâmica, internação hospitalar de preferência em unidade coronariana, terapia anti-isquêmica e antitrombótica e reperfusão coronariana imediata. A definição do melhor método de reperfusão (fibrinólise ou angioplastia coronariana primária) dependerá dos recursos disponíveis. Como o paciente em questão encontrava-se em uma UPA com expectativa de tempo de transferência para serviço com angioplastia era superior a 120 minutos, foi optado pelo uso de agente fibrinolítico. O paciente deve ser monitorizado, receber oxigenioterapia caso dessaturação, fazer uso de nitratos se dor refrataria ou hipertensão arterial. Além disso, faz-se necessário dupla antiagregação plaquetária com ácido acetilsalicílico (AAS) e um inibidor de P2Y12, como Clopidogrel. O Prasugrel e o Ticagrelor podem ser indicados em pacientes submetidos à angioplastia primária, e não a fibrinólise. A transferência para um centro terciário com serviço de hemodinâmica é recomendada a todos pacientes após a fibrinólise, devendo ser realizado de forma emergencial caso o paciente não apresente melhora clínica com critérios de reperfusão coronariana para realização de angioplastia de resgate.

Referência

Piegas LS, Timerman A, Feitosa GS, Nicolau JC, Mattos LAP, Andrade MD, et al. V Diretriz da Sociedade Brasileira de Cardiologia sobre Tratamento do Infarto Agudo do Miocárdio com Supradesnível do Segmento ST. Arq Bras Cardiol. 2015; 105(2):1-105

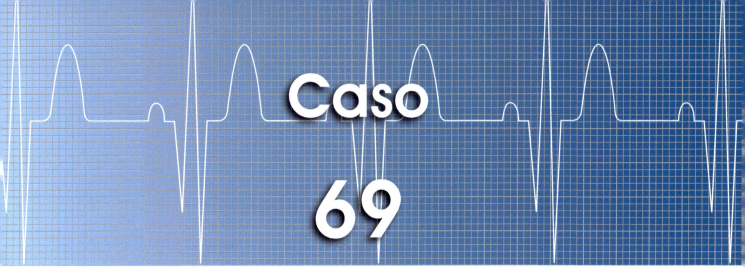

Caso 69

Daniel Setta
Brysa Paiva Cruz

Paciente feminina, 90 anos, hipertensa, deu entrada na emergência por dor precordial típica, refratária, iniciada após ter discutido com sua filha. O eletrocardiograma de admissão apresentava discreto supradesnivelamento do segmento ST em derivações V2 a V5, com primeira dosagem de troponina de 60 ng/L (valor de referência: até 11 ng/L). A paciente foi submetida a coronariografia de urgência que não apresentou lesões coronarianas obstrutivas, porém na ventriculografia demonstrava disfunção ventricular importante com padrão de balonamento apical. Qual a principal hipótese diagnóstica e conduta?

Comentário

A principal hipótese é cardiomiopatia de Takotsubo. Essa doença, também conhecida como cardiopatia induzida por estresse, se apresenta como diagnóstico diferencial da síndrome coronariana aguda. Acredita-se que em sua patogênese estão envolvidos alguns mecanismos como espasmo coronariano, excesso de catecolaminas e disfunção microvascular. É mais prevalente em mulheres, ocorrendo geralmente após um trauma emocional. O diagnóstico é feito após exclusão de síndrome coronariana aguda, com ausência de obstruções coronárias que justifiquem a alteração segmentar do ventrículo esquerdo e exclusão de miocardite. A alteração segmentar mais típica dessa síndrome se caracteriza por uma hipercontratilidade das porções basais do ventrículo esquerdo, com hipocinesia ou acinesia dos segmentos apicais e pode ser visto na venticulografia ou no ecocardiograma. O paciente deve ser monitorizado preferencialmente em unidade cardiointensiva e receber medidas de suporte direcionadas para o quadro de insuficiência cardíaca aguda.

Referência

Brito J da S, Castro MS, Zambianco P da S, Cavalcante MR, Silva VA, Souza NB de, Caputo LRG. Cardiomiopatia de Takotsubo da patogênese ao diagnóstico: estado da arte. Rev. Med. (São Paulo) [Internet]. 10 de dezembro de 2020 [citado 6 de agosto de 2023];99(5):491-502.

Parte 6

Capítulo 12

Eletrocardiograma

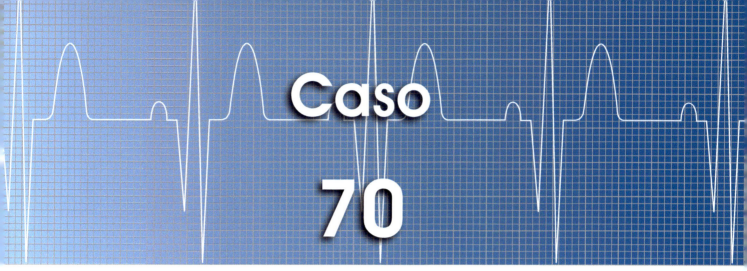

Caso 70

Fernando Oswaldo Dias Rangel
Marcelle Pereira de Menezes Camara

Paciente feminino, 70 anos de idade, história de cardiomiopatia com presença de disfunção grave do ventrículo esquerdo após quadro de miocardite. Portadora de marcapasso definitivo e ressincronizador cardíaco.

Foi admitida no setor de emergência com PA = 70 × 50mmHg, Saturação periférica de O_2 em 92% em ar ambiente e FR de 22 irpm, com queixas de cansaço, lipotimia e vertigem que se iniciaram há 3 semanas.

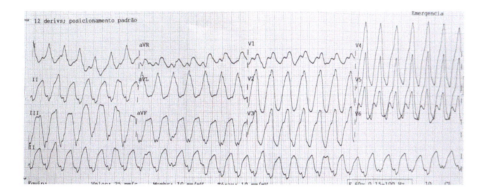

Figura 12.1.

Comentário

Taquicardia ventricular (TV) monomórfica sustentada com padrão de bloqueio de ramo direito. Para o diagnóstico diferencial de taquicardia regular com QRS largo o eletrocardiograma apresentava segundo os critérios de Brugada:

- Do início do R ao nadir do S intervalo > 100 ms propondo o diagnóstico de TV.
- Dissociação AV.
- Padrão de BRD em V1 com morfologia de RS.
- R/S <1mm em V5 e V6.

Foi então submetida a cardioversão elétrica sincronizada com 200 Joules, e o registro eletrocardiográfico a seguir na Figura 12.2.

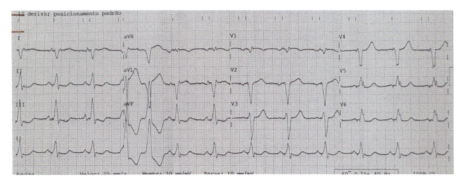

Figura 12.2. Eletrocardiograma.

Neste vemos a reversão e então entrando no ritmo sinusal com ressincronização átrio biventricular. Baseado no quadro clínico foi decidido pelo implante de cardiodesfibrilador implantável para prevenção de novos eventos.

Referência

Vereckei A. Current algorithms for the diagnosis of wide QRS complex tachycardias. Curr Cardiol Rev. 2014 Aug;10(3):262-76. doi: 10.2174/1573403x10666140514103309. PMID: 24827795; PMCID: PMC4040878.

Caso 71

Fernando Oswaldo Dias Rangel
Marcelle Pereira de Menezes Camara

Paciente feminino, 72 anos de idade, com quadro clínico de lipotimias esporádicas durante exercícios físicos com exercícios físicos. Encaminhada então à emergência hospitalar por seu treinador que identificou que a mesma se encontrava com bradicardia.

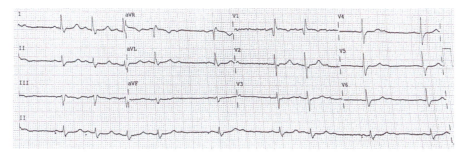

Figura 12.3. Eletrocardiograma.

Comentário

Análise do ECG - Bloqueio Atrioventricular (BAV) de 2º grau Mobitz II. Podemos observar que o eletrocardiograma revela um intervalo PR fixo (pré e pós pausa do estímulo). Apresenta ainda um QRS largo com padrão de bloqueio de ramo direito (BRD).

A paciente foi internada para implante de marcapasso definitivo, por ser um caso de BAV de 2º grau Mobitz II, no qual há indicação de marcapasso independe da presença de sintomas (Nível de evidência IC).

Referência

Glikson M, Nielsen JC, Kronborg MB, Michowitz Y, Auricchio A, Barbash IM et al. ESC Scientific Document Group. 2021 ESC Guidelines on cardiac pacing and cardiac resynchronization therapy. Eur Heart J. 2021 Sep 14;42(35):3427-3520. doi: 10.1093/eurheartj/ehab364. Erratum in: Eur Heart J. 2022 May 1;43(17):1651. PMID: 34455430.

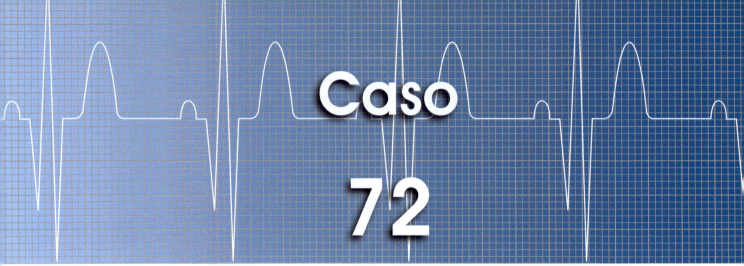

Caso 72

Fernando Oswaldo Dias Rangel
Marcelle Pereira de Menezes Camara

Paciente do sexo feminino, 64 anos de idade, sem fatores de risco para presença de doença arterial coronariana (DAC), não possui história pessoal ou familiar de doença hematológica ou DAC. Faz uso de estrogênio há 1 ano. Foi atendida com relato de precordialgia descrita como em aperto, com irradiação para os membros superiores. Sua duração foi prolongada, e associada a náuseas. Refere ter iniciado o quadro após terminar atividade de exercício físico.

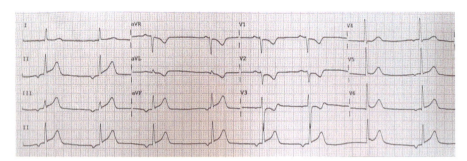

Figura 12.4. Eletrocardiograma.

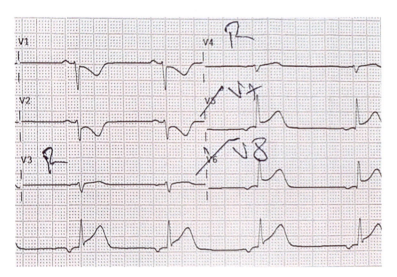

Figura 12.5. Eletrocardiograma.

Comentário

Análise do ECG - observamos um supradesnivelamento do segmento ST com concavidade superior em parede ínfero-lateral (DII, DIII, aVF, V7-V8), ondas T positivas, de base larga e simétricas. Onda R presente. Também observamos um infradesnivelamento do segmento ST na parede anterior (V1-V3). Ritmo atrial esquerdo baixo: com onda P negativa em D1, DII, DIII e aVF; e positiva em V1.

O caso trata-se um infarto agudo do miocárdio em sua fase hiperaguda (achados eletrocardiográficos típicos) de parede ínfero-látero-dorsal, com delta T de 2 horas de início. A paciente foi submetida a coronariografia com evidência de oclusão do terço médio da artéria coronária direita, associado a uma alta carga trombótica e sem presença de placas de ateroma. Seguiu-se a intervenção para recanalização com realização de trombectomia mecânica aspirativa e angioplastia por balão sem implante de *stent*.

Referência

Braunwald's Heart Disease: A Textbook of Cardiovascular Medicine. Douglas L. Mann, Douglas P. Zipes, Peter Libby, Robert O. Bonow. Tratado de doenças cardiovasculares / [tradução]. – 10. ed. – Rio de Janeiro: Elsevier, 2018. Pg 412.

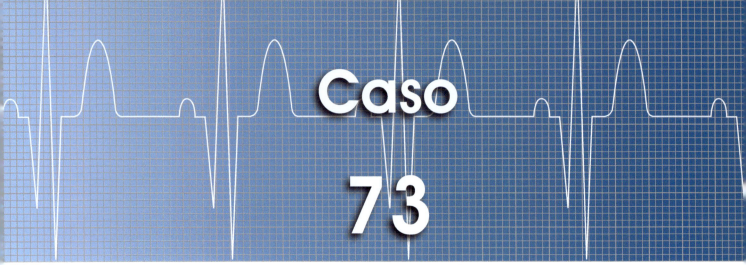

Caso 73

Fernando Dias Rangel
Marye Xavier Dias

Paciente feminina, 66 anos de idade, portadora de hipertensão arterial sistêmica, *Diabetes Mellitus*, insuficiência cardíaca com fração de ejeção reduzida e marcapasso definitivo (MP) por síndrome de bradicardia-taquiarritmia. Foi admitida no setor de emergência com precordialgia típica iniciada há 30 minutos da admissão e associada a náuseas. Estava estável hemodinamicamente, o eletrocardiograma (ECG) da admissão revelava:

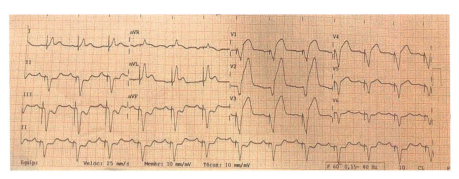

Figura 12.6. Eletrocardiograma.

Comentário

Análise ECG - Bloqueio de Ramo esquerdo (BRE) por ritmo de MP, um supra desnivelamento do segmento ST nas derivações precordiais de V1 a V5 associado à um supra desnível do segmento ST concordante em D1 e AVL. A frequência cardíaca é de aproximadamente 75bpm.

Paciente com dor torácica e presença de um BRE prévio. Sendo assim, foram aplicados os critérios de *Sgarbossa*, pontuando 5 pontos na presença do supra ST > 1 mm concordante com o complexo QRS em D1 e AVL, e 2 pontos no supra de ST > 5 mm discordante do complexo QRS em V2 e V3, somando 7 pontos no total, sendo indicativo de presença de infarto agudo do miocárdio (IAM) anterior extenso. A paciente foi encaminhada para a sala de intervenção hemodinâmica, sendo submetida à coronariografia que evidenciou uma lesão ostial e de terço médio na artéria coronária descendente anterior. Prosseguiu-se com a realização de angioplastia coronariana deste vaso com implante de dois *stents* farmacológicos. Iniciada a dupla antiagregação plaquetária com AAS e ticagrelor. Alta hospitalar após 5 dias de internação.

Referência

Dodd KW, Zvosec DL, Hart MA, Glass G 3rd, Bannister LE, Body RM et al. Electrocardiographic Diagnosis of Acute Coronary Occlusion Myocardial Infarction in Ventricular Paced Rhythm Using the Modified Sgarbossa Criteria. Ann Emerg Med. 2021 Oct;78(4):517-529. doi: 10.1016/j.annemergmed.2021.03.036. Epub 2021 Jun 23. PMID: 34172301.

Caso 74

Fernando Dias Rangel
Marye Xavier Dias

Paciente feminina, 65 anos de idade, hipertensa, com doença pulmonar obstrutiva crônica, história de angioplastia coronariana há 3 anos em artéria descendente anterior após episódio de infarto agudo do miocárdio. Apresenta ainda quadro de fibrilação atrial (FA) paroxística. Foi admitida com quadro de confusão mental, referia palpitações, dor torácica e dispneia, iniciados há 40 minutos. Alegava uso irregular das suas medicações, exceto o ácido acetilsalicílico e amiodarona que usava frequentemente. Apresentava-se com FC de 180 bpm.

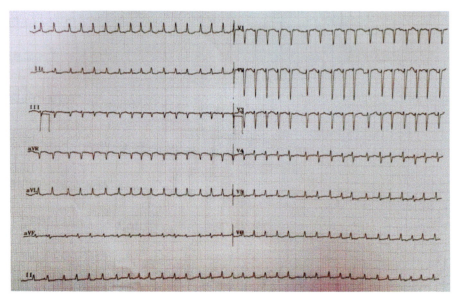

Figura 12.7. Eletrocardiograma (ECG) na admissão.

Comentário

Ritmo irregular, taquicardia, com progressão lenta da onda R em parede anterior, FC aproximada de 200 bpm. Trata-se de uma fibrilação atrial com alta resposta ventricular (FAARV), com critérios que configuram instabilidade hemodinâmica: dor torácica e confusão mental. Sendo então realizado um ecocardiograma transesofágico, que por não evidenciar a presença de trombos, foi realizada a cardioversão elétrica com 150 Joules. Os exames laboratoriais demostraram um TSH suprimido com altos níveis de T3 e T4 livre. Foi instituída a terapia para crise tireotóxica, com betabloqueador, corticoide e tapazol. Foi internada em UTI para estabilização do quadro clínico. Sendo o diagnóstico final de uma FAARV induzida por crise tireotóxica, que pode ter sido induzida pelo uso da amiodarona, que pode induzir distúrbios tireoidianos devido seu alto teor de iodo.

Referência

Souza LVF, Campagnolo MT, Martins LCB, Scanavacca MI. Amiodarone-Induced Thyrotoxicosis - Literature Review & Clinical Update. Arq Bras Cardiol. 2021 Nov;117(5):1038-1044. English, Portuguese. doi: 10.36660/abc.20190757. PMID: 34817015; PMCID: PMC8682089.

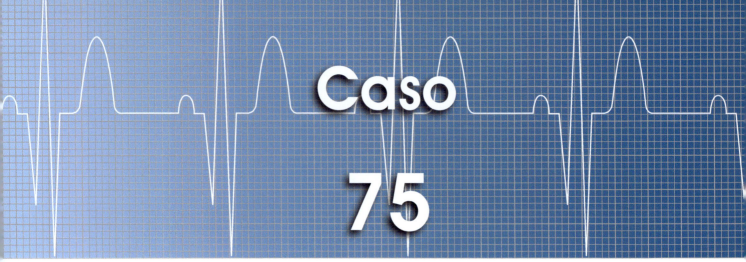

Caso 75

Fernando Dias Rangel
Marye Xavier Dias

Paciente feminina, 58 anos de idade, hipertensa, referindo um cansaço aos médios esforços iniciados há 3 anos, com piora expressiva na última semana, associado a episódios de palpitação. Ao exame físico apresentava-se com um sopro sistólico 3+/6+ em foco aórtico e aórtico acessório na ausculta cardíaca. A paciente negava a presença de dor torácica e a dosagem sérica e seriada de troponina cardíaca não Obteve resultados positivos. Veja na Figura 12.8 o eletrocardiograma (ECG) realizado em sua admissão.

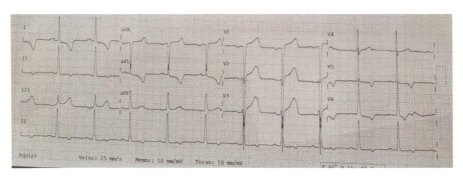

Figura 12.8. Eletrocardiograma.

Comentário

Análise ECG - ritmo sinusal, regular, com eixo do QRS em + 30°, o intervalo PR de 200ms, com presença de sinais de sobrecarga atrial esquerda e ventricular esquerda com padrão de strain em D1, AVL, V5 e V6. Trata-se de um ECG com sinais de sobrecarga das câmaras esquerdas. Foi então realizado um ecocardiograma transtorácico e uma ressonância magnética miocárdica que evidenciaram a presença de hipertrofia assimétrica do ventrículo esquerdo (VE), com septo interventricular de 20mm no segmento ântero-septo--basal, e realce tardio mesocárdico (com fibrose de 4%), gradiente médio de 30 mmHg na via de saída do VE. Diagnóstico de cardiomiopatia hipertrófica assimétrica sem sinais de obstrução do trato de saída.

Referência

Finocchiaro G, Sheikh N, Biagini E, Papadakis M, Maurizi N, Sinagra G, Pelliccia A, Rapezzi C, Sharma S, Olivotto I. The electrocardiogram in the diagnosis and management of patients with hypertrophic cardiomyopathy. Heart Rhythm. 2020 Jan;17(1):142-151. doi: 10.1016/j.hrthm.2019.07.019. Epub 2019 Aug 10. PMID: 31349064.

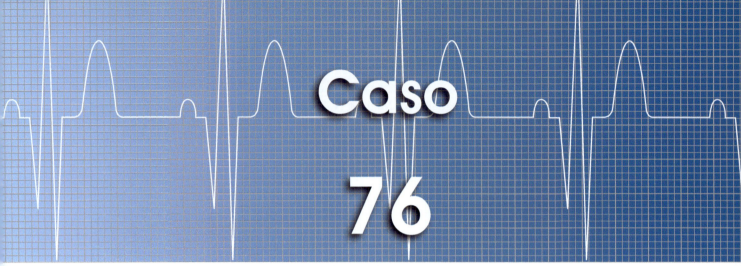

Caso 76

Alexandre Rouge
Larissa Navega Souza Morse de Araújo

Paciente do sexo feminino, 48 anos de idade, portadora de hipotireoidismo em reposição oral, com passado cirúrgico de ressecção de mixoma de átrio direito há 5 anos. Possui uma filha que foi submetida a ressecção de mixoma atrial aos 17 anos de idade. Foi internada para investigação de recorrência de um quadro de acidente vascular encefálico isquêmico com paresia do membro superior esquerdo. Em 72 horas apresentava resolução do déficit. A tomografia de crânio revelava pequena área isquêmica em região parieto-temporal direita. Ao exame físico apresentava manchas cutâneas hipercrômicas em face, lábios e mucosas. A pressão arterial estava normal com frequência cardíaca de 90 bpm, a ausculta cardíaca mostrava um sopro diastólico em foco mitral e um *plop*. O eletrocardiograma de admissão mostrava um ritmo de fibrilação atrial com baixa resposta ventricular e o ecocardiograma transtorácico mostrava a presença de novo tumor em átrio direito, que se estendia na parede atrial indo ao átrio esquerdo, e outro tumor junto da válvula mitral. Aspecto do tumor sugestivo de mixoma atrial.

A paciente foi submetida a uma cirurgia de ressecção de tumor no átrio direito e esquerdo, com necessidade de troca da válvula mitral, pois havia comprometimento da mesma, também foi necessária a reconstrução do septo interatrial. Foi admitida em pós-operatório com baixa dose de amina vasoativa, evolução favorável com retirada de ventilação mecânica na 5ª hora de pós operatório. Teve baixo débito sanguíneo nos drenos de tórax, que permitiram sua retirada em 24 horas. A noradrenalina foi suspensa no 2º dia e recebeu alta para enfermaria no 3º dia de pós operatório.

Comentário

O mixoma atrial é o tumor cardíaco primário mais comum em adultos. Trata-se de um tumor mesenquimal benigno, geralmente presente nos átrios. São geralmente pedunculados, junto ao forame oval e principalmente no átrio esquerdo. Raramente são assintomáticos, sendo suas manifestações clínicas relacionadas à sintomas obstrutivos ou embólicos. Pode haver a ocorrência de acidente vascular cerebral embólico e arritmias (como no caso) ou mesmo de insuficiência cardíaca em casos de grande obstrução ao fluxo. O ecocardiograma transtorácico ou transesofágico são o principal exame diagnóstico, porém a tomografia ou ressonância magnética podem ser utilizadas para auxiliar na maior precisão de sua localização e definir os aspectos cirúrgicos. O prognóstico é excelente quando ressecados, mas podem haver recorrência em até 6% como no caso apresentado. Nessa paciente foi feito o diagnóstico de Síndrome de Carney (SC), que se caracteriza por formas familiares autossômicas dominantes de tumores benignos, geralmente presentes no coração, pele e sistema endócrino. Os tumores cardíacos na SC apresentam uma distribuição anatômica atípica, aparecem em pessoas mais jovens, tendem a ser múltiplos e possuem uma taxa de recidiva de 15% a 22%. Ela se associa a distúrbios endócrinos, como o hipotireoidismo, tumores extra cardíacos e manifestações cutâneas.

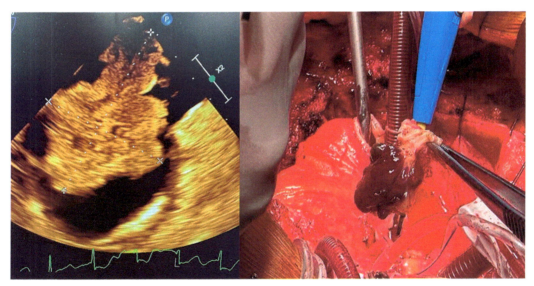

Figura 12.9. (A) Imagem ecocardiográfica revelando o tumor se projetando através da válvula para dentro do ventrículo esquerdo. (B) Parte do mixoma sendo extraído do coração. Imagens feitas e cedidas por Diego Sarty.

Referência

Cervantes-Molina LA, Ramírez-Cedillo D, Masini-Aguilera ID, López-Taylor JG, Machuca-Hernández M, Pineda-De Paz DO. Recurrent Atrial Myxoma in a Patient with Carney Complex. A Case Report and Literature Review. Arq Bras Cardiol. 2020 Apr;114(4 Suppl 1):31-33. English, Portuguese. doi: 10.36660/abc.20190405. Epub 2020 May 18. PMID: 32428101; PMCID: PMC8149110.

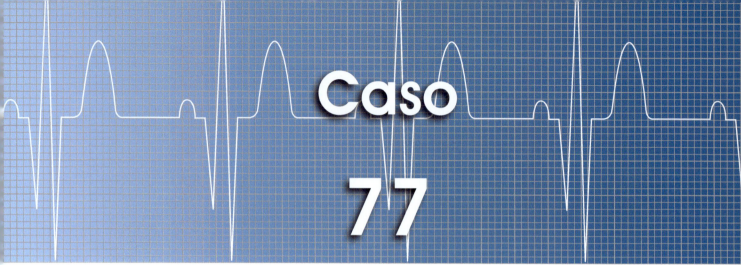

Caso 77

Alexandre Rouge
Larissa Navega Souza Morse de Araújo

Paciente masculino, com 74 anos de idade, portador de hipertensão arterial sistêmica, *Diabetes Mellitus* tipo 2 não insulino dependente, ex-tabagista recente. Foi internado com quadro de infarto agudo do miocárdio sem supra do segmento ST. Sua coronariografia revelou obstruções multiarteriais sendo indicada a cirurgia de revascularização miocárdica (CRVM) como tratamento. Seu ecocardiograma mostrava uma função ventricular esquerda normal e hipocinesia em parede ínfero-lateral. Após 8 dias foi submetido à CRVM com circulação extra corpórea e implante de 4 pontes, não sendo necessário a utilização de hemocomponentes durante o procedimento. Foi admitido na unidade de terapia intensiva (UTI) de pós-operatório, já extubado no centro cirúrgico. Seus parâmetros oxi-hemodinâmicos à admissão eram estáveis, sob uso de noradrenalina em baixa dose e oxigênio sob máscara. Evoluiu nas primeiras 24 horas com estabilidade sendo suspensas a utilização de amina vasoativa e suplementação de oxigênio. O débito sanguíneo nos drenos estava ausente permitindo sua retirada. No segundo dia de pós operatório apresentou ao monitor um ritmo taquicárdico e irregular, com resposta ventricular aproximada 120bpm, ao ser feito o eletrocardiograma identificou-se um ritmo de fibrilação atrial (FA), foi então solicitada a administração de solução de amiodarona intravenosa em dose de ataque de 150 mg, seguida de infusão contínua programada de 900 mg para 24 horas. Após uma hora da terapia foi revertido à ritmo sinusal.

Comentário

A FA é a arritmia cardíaca mais prevalente e tem sua incidência aumentada com o envelhecimento da população, sua ocorrência no pós-operatório (PO) de cirurgia cardíaca é a complicação mais frequente com taxas de ocorrência descritas de 10 a 50% em diversos estudos. Nas CRVM sua ocorrência é um pouco menor que nas cirurgias de troca valvar, sendo mais prevalentes até o 3º dia de PO. Sua ocorrência aumenta a chance de instabilidade hemodinâmica, de maior tempo de internação, de riscos embólicos, da necessidade de anticoagulação e de maiores taxas de morbidade e mortalidade. Seu mecanismo ocasionador no PO pode estar relacionado à algumas causas deflagradas pela cirurgia como: inflamação, estimulação simpática e estresse oxidativo. Existem também fatores predisponentes como idade mais avançada (maiores de 70 anos), sexo masculino, obesidade, cirurgia valvar (principalmente da válvula mitral), diabetes, disfunção renal, maior tempo de circulação extracorpórea, uso de drogas simpaticomiméticas, suspensão de uso do betabloqueador e distúrbios eletrolíticos. O início ou reintrodução precoce do uso de betabloqueador parece ser a medida mais eficaz na redução da ocorrência da FA no PO, uma vez que outras medidas não se mostraram eficazes em estudos realizados. A amiodarona profilática pode ser usada como segunda opção em pacientes com maior risco de desenvolver FA no PO (por exemplo com grave disfunção do ventrículo esquerdo). Quando a FA ocorre no PO deve ter seu tratamento definido de acordo com a presença ou não de instabilidade hemodinâmica. Devem ser tratadas as condições que possam estar concomitantes: distúrbios eletrolíticos, hipoxemia, hipoventilação, hipotensão e isquêmica miocárdica. Na presença de instabilidade hemodinâmica o paciente deve ser submetido à cardioversão elétrica sincronizada. Havendo estabilidade clínica, apesar de pouca evidência em benefícios, há uma tendência em se preferir reverter-se o ritmo sobre o controle da frequência cardíaca. Nesse caso a droga mais utilizada é a amiodarona intravenosa em doses de ataque e manutenção por 24 horas. Não havendo o retorno do ritmo sinusal em 24 horas pode-se tentar a cardioversão elétrica sincronizada, e caso a FA persista por mais que 48 horas deve-se iniciar a anticoagulação para prevenção de fenômenos trombo embólicos. No caso clínico descrito, foi feita a opção pela reversão do ritmo, com cardioversão química com amiodarona, já que havia estabilidade hemodinâmica. Após 24 horas foi iniciado o betabloqueador por via oral para prevenção de novos episódios de FA e por seus benefícios em pacientes com coronariopatia.

Referência

Boons J, Van Biesen S, Fivez T, de Velde MV, Al Tmimi L. Mechanisms, Prevention, and Treatment of Atrial Fibrillation After Cardiac Surgery: A Narrative Review. J Cardiothorac Vasc Anesth. 2021 Nov;35(11):3394-3403. doi: 10.1053/j.jvca.2020.11.030. Epub 2020 Nov 19. PMID: 33308918.

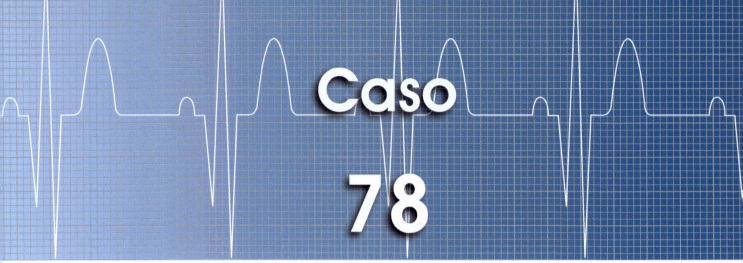

Caso 78

Alexandre Rouge
Larissa Navega Souza Morse de Araújo

Paciente masculino de 72 anos de idade, hipertenso, diabético e hipotireoideo sob reposição. Possui uma história de angina crescendo, sendo realizada uma cintilografia miocárdica com resultado positivo para isquemia miocárdica. Sua coronariografia revelava acometimento em múltiplas artérias. Em função dos resultados foi submetido a uma cirurgia de revascularização do miocárdio com enxerto de artéria torácica interna esquerda para artéria descendente anterior, enxerto de veia safena para artérias coronária direita e marginal. O tempo da circulação extracorpórea (CEC) foi de 75 minutos e o tempo de clampeamento da aorta (CLAMP) de 65 minutos. Foi admitido na unidade de terapia intensiva (UTI) com acesso venoso profundo, pressão arterial invasiva, sonda vesical de demora, dreno de mediastino e com marcapasso epicárdico acoplado e deixado no modo de vigilância. Para controle hemodinâmico estava sob infusão intravenosa de noradrenalina. Neste cenário de pós-operatório imediato de cirurgia cardíaca, quais seriam os principais parâmetros para maior vigilância desse paciente e quais metas buscar?

Comentário

Ao receber o paciente na UTI, deve-se buscar os detalhes do ato cirúrgico e da sua evolução na sala cirúrgica, do uso de drogas vasoativas, transfusão sanguínea, antibióticos administrados e o horário da última administração, diurese, balanço hídrico, da presença de alguma dificuldade técnica; dos tempos de CEC e CLAMP e aspectos de ventilação mecânica e gasometrias realizadas. Ao admitir o paciente deve-se realizar gasometria arterial e venosa com dosagem do lactato; coagulograma, eletrólitos, eletrocardiograma e RX de tórax. Deve-se orientar como metas buscadas: o controle glicêmico com de insulina intravenosa e suporte calórico com solução de glicose; adequada analgesia evitando o uso de opioides; reposição de fluidos guiada por parâmetros hemodinâmicos e de perfusão definidos (de preferência mais de um), evoluir para retirada de ventilação mecânica o mais precoce possível (estando o paciente calmo, confortável e cooperativo), início da dieta por via oral a partir da 4ª hora após extubação, corrigir hipotermia, objetivar uma diurese acima de 0,5 mL/kg/h e estar atento ao débito sanguíneo dos drenos cirúrgicos (alerta para débitos maiores do que 200 mL/h durante 4 horas, 1.000-1.500 mL em 12 horas, débito súbito de 300 a 500 ml ou sangramento persistente > 2 mL/kg/h). Vale destacar que cada serviço deva ter bem descrito sua rotina de admissão e condução para se alcançar os melhores resultados.

Referência

Engelman DT, Ben Ali W, Williams JB, Perrault LP, Reddy VS, Arora RC et al. Guidelines for Perioperative Care in Cardiac Surgery: Enhanced Recovery After Surgery Society Recommendations. JAMA Surg. 2019 Aug 1;154(8):755-766. doi: 10.1001/jamasurg.2019.1153. PMID: 31054241.

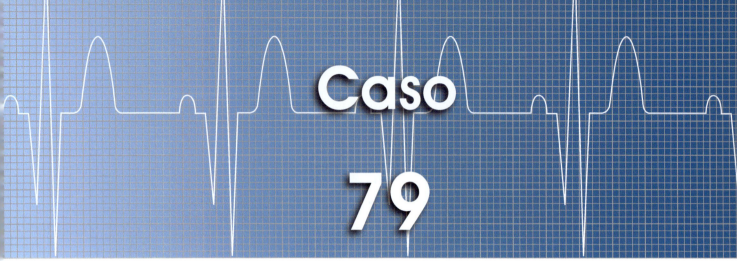

Caso 79

Alexandre Rouge
Larissa Navega Souza Morse de Araújo

Paciente masculino, com 68 anos de idade, previamente hipertenso, diabético e portador de doença arterial coronariana. Internado em pós-operatório imediato de cirurgia de revascularização do miocárdio. Estava em uso de noradrenalina intravenosa na dose de 0,5 mcg/kg/min na tentativa de manter uma pressão arterial média (PAM) de 60 mmHg sem sucesso. Foi feita a ressuscitação volêmica com solução de ringer lactato e elevação na dose de noradrenalina para 0,7 µg/kg/min, não havendo melhora da PAM. Associava-se ao quadro uma redução no débito urinário. Ao exame físico, notam-se abafamento das bulhas cardíacas, taquipneia e enchimento capilar lentificado. O eletrocardiograma revelava uma taquicardia sinusal, os complexos QRS com baixa voltagem e alternância elétrica nas derivações. Foi realizado um ecocardiograma transtorácico à beira leito com evidência de derrame pericárdico volumoso com restrição de enchimento das câmaras cardíacas. Diante do diagnóstico de tamponamento cardíaco. Qual a melhor conduta?

Comentário

Diante dos sinais clínicos encontrados, devemos pensar em tamponamento cardíaco. A síndrome de tamponamento cardíaco ocorre em consequência do acúmulo de líquido no saco pericárdico (acúmulo de sangue no caso de pós-operatório de cirurgia cardíaca) o que leva a uma redução do débito cardíaco devido à compressão das câmaras cardíacas, o que impede o enchimento ventricular e com isso reduz o volume sistólico ejetado. O débito sanguíneo nos drenos deve ser sempre avaliado, assim como mantê-los pérvios e em selo d'água com aspiração contínua. O tratamento quando instalado o quadro de tamponamento requer a drenagem do conteúdo pericárdico. No caso descrito o paciente deve ser levado para reabordagem cirúrgica para esvaziamento do saco pericárdico e avaliação de possíveis focos de sangramento.

Referência

Wallen M, Morrison A, Gillies D, O'Riordan E, Bridge C, Stoddart F. Mediastinal chest drain clearance for cardiac surgery. Cochrane Database Syst Rev. 2004 Oct 18;2002(4):CD003042. doi: 10.1002/14651858. CD003042.pub2. PMID: 15495040; PMCID: PMC8094876.

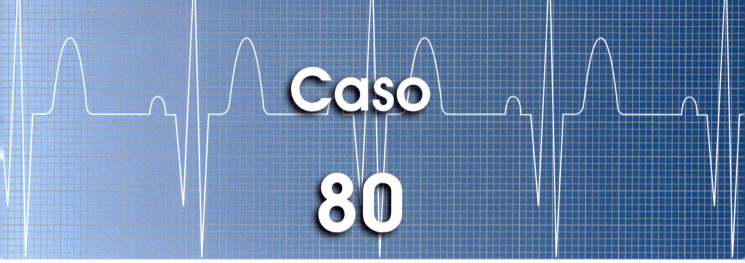

Caso 80

Roberta Schneider
Nathalia Palomo

Paciente masculino, 58 anos de idade, obeso e tabagista, apresentou quadro de dor torácica opressiva enquanto realizava sua caminhada diária pelo condomínio, que o obrigou a interrompê-la. Apresentou associado quadro de sudorese profusa e náuseas. O eletrocardiograma (ECG) feito em sua admissão na unidade de emergência está na Figura 12.10.

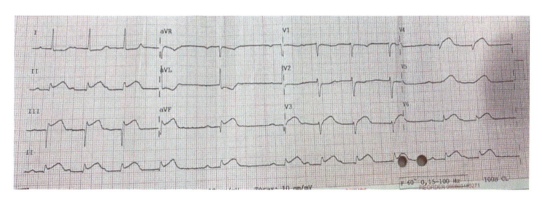

Figura 12.10. Eletrocardiograma.

Comentário

Análise do ECG - eixo do QRS entre 0 e -30°, presença de supra desnivelamento do segmento ST em região correspondente as paredes inferior e lateral, aparentando fase hiper aguda.

Paciente com quadro de infarto agudo do miocárdio com supra do segmento ST, sendo então, encaminhado para a sala de intervenção hemodinâmica, sendo submetido à coronariografia que revelou uma lesão oclusiva em terço médio da coronária direita, sendo submetido à angioplastia desse vaso com implante de *stent* farmacológico.

Referência

Braunwald's Heart Disease: A Textbook of Cardiovascular Medicine. Douglas L. Mann, Douglas P. Zipes, Peter Libby, Robert O. Bonow. Tratado de doenças cardiovasculares / [tradução]. – 10. ed. – Rio de Janeiro: Elsevier, 2018. Pg 412.

Caso 81

Roberta Schneider
Nathalia Palomo

Paciente feminina com 45 anos de idade, sem doenças conhecidas, procurou o serviço de emergência com quadro de palpitações e mal-estar inespecífico que se iniciaram 2 horas antes da admissão. Ao exame físico apresentava-se com estabilidade hemodinâmica, porém referindo taquicardia. O eletrocardiograma de admissão está na Figura 12.11.

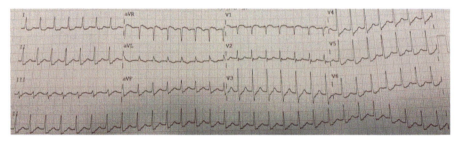

Figura 12.11. Eletrocardiograma.

Comentário

Análise do ECG - o eixo do QRS aproximadamente em 30°, com frequência cardíaca aproximada de 150 bpm, evidenciando uma taquicardia supraventricular por provável reentrada nodal.

Após a análise e diagnóstico de taquicardia supraventricular por provável reentrada nodal, foi administrada adenosina 6mg por via intravenosa. A seguir a paciente retornou ao ritmo sinusal, recebendo alta hospitalar com encaminhamento para especialista.

Referência

Braunwald's Heart Disease: A Textbook of Cardiovascular Medicine. Douglas L. Mann, Douglas P. Zipes, Peter Libby, Robert O. Bonow. Tratado de doenças cardiovasculares / [tradução]. – 10. ed. – Rio de Janeiro: Elsevier, 2018. Pg 1970.

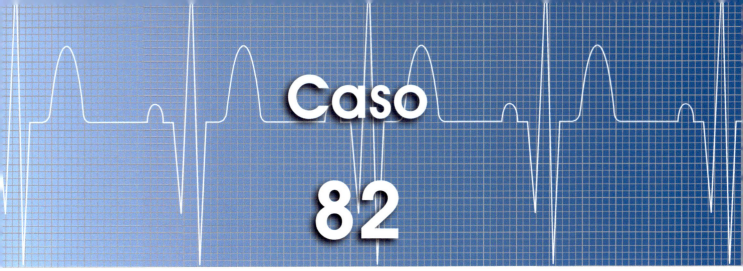

Caso 82

Roberta Schneider
Nathalia Palomo

Paciente feminina de 60 anos de idade, hipertensa e diabética, sob tratamento para infecção urinária, apresentava-se com queixas de palpitações agudas e dispneia iniciadas nas últimas 6 horas. Relatava nunca ter apresentado sintomas semelhantes. Deu entrada no setor de emergência com estabilidade hemodinâmica. Foi realizado o eletrocardiograma (veja Figura 12.12).

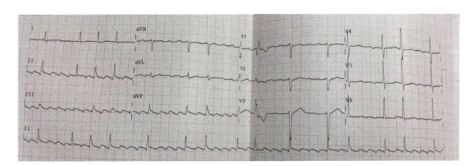

Figura 12.12. Eletrocardiograma.

Comentário

Análise do ECG - o eixo do QRS em torno de +60°, frequência cardíaca aproximada de 150 bpm, ritmo de flutter atrial com bloqueio átrio ventricular (BAV) variável.

Após o diagnóstico de Flutter atrial com BAV variável (condução atrioventricular sem relação fixa). Foi realizado um ecocardiograma transesofágico para excluir a presença de trombos nos átrios, a fim de realizar a cardioversão elétrica (CVE). Após a CVE houve retorno ao ritmo sinusal, com estabilidade hemodinâmica.

Referência

Braunwald's Heart Disease: A Textbook of Cardiovascular Medicine. Douglas L. Mann, Douglas P. Zipes, Peter Libby, Robert O. Bonow. Tratado de doenças cardiovasculares / [tradução]. – 10. ed. – Rio de Janeiro: Elsevier, 2018. Pg1958.

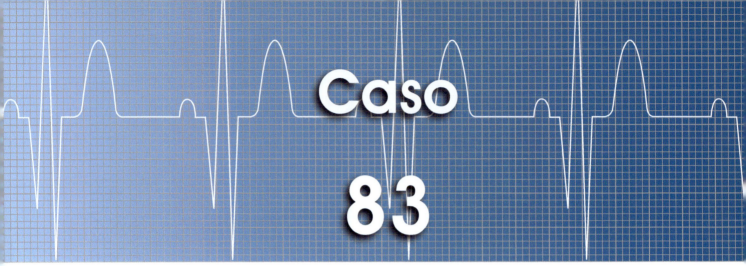

Caso 83

Roberta Schneider
Nathalia Palomo

Paciente masculino com 78 anos de idade, portador de doença de Alzheimer em estágio inicial, hipertenso e dislipidêmico internado por quadro de infecção respiratória em uso de antibioticoterapia intravenosa. Apresentou um quadro de *delirium* hiperativo na madrugada sendo medicado com haloperidol intravenoso, totalizando uma dose de 15 mg em 12 horas. Após 5 horas, o paciente apresentou um quadro de síncope e apresenta o seguinte eletrocardiograma (veja Figura 12.13).

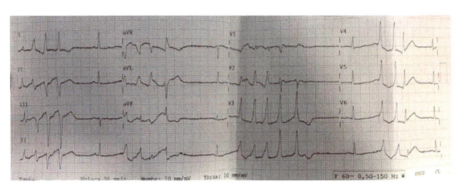

Figura 12.13. Eletrocardiograma.

Comentário

Análise do ECG - Trata-se de *Torsades de Points*, provavelmente causada pelo uso de haloperidol.

O *Torsades de Points* refere-se à uma taquicardia ventricular onde há complexos QRS com amplitude variada, com aspecto distorcido, com frequências cardíacas de 200 a 250 batimentos/min. Suas causas mais comuns são as bradicardias congênitas severas, a depleção de potássio e o uso de medicamentos que prolongam o QT, como o haloperidol. Foi administrado sulfato de magnésio por via intravenosa, tratamento de escolha, com reversão do ritmo.

Referência

Braunwald's Heart Disease: A Textbook of Cardiovascular Medicine. Douglas L. Mann, Douglas P. Zipes, Peter Libby, Robert O. Bonow. Tratado de doenças cardiovasculares / [tradução]. – 10. ed. – Rio de Janeiro: Elsevier, 2018. Pg 2032.

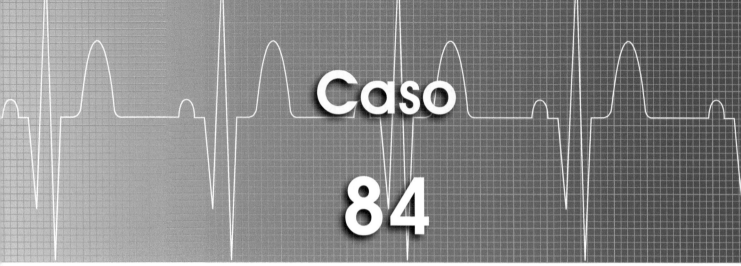

Ana Luiza Sales
Louise Freire

Mulher, 45 anos de idade, Gesta 2 / Partos 2 / Abortos 0, na 38ª semana de gestação com resultado de sorologia para toxoplasmose positiva. Sendo então informada da possibilidade de alterações congênitas do bebê. Imediatamente após o nascimento do filho por via cesárea, apresentou crise de ansiedade significativa, embora o parto tenha transcorrido sem intercorrências. Na fase de per-operatório, manifestou-se com edema agudo pulmonar e insuficiência respiratória, havendo necessidade de intubação orotraqueal para suporte ventilatório. O ecocardiograma transtorácico no período de pós-operatório imediato revelou uma disfunção sistólica grave biventricular. Foi então transferida para uma unidade de terapia intensiva, sendo iniciada a infusão intravenosa de dobutamina 5 mcg/kg/min. A seguir apresentou quadro de taquicardia supraventricular com instabilidade hemodinâmica grave, que evoluiu em cerca de 2 horas para quadro de choque cardiogênico refratário, sob uso intravenoso de noradrenalina 2 mcg/kg/min, vasopressina 4 U/h e dobutamina 20 mcg/kg/min. Sua gasometria arterial revelava importante acidose metabólica e lactato no sangue de 40 mmol/L (valor normal < 2,0 mmol/L). O que fazer para o controle hemodinâmico e suporte à vida?

Comentário

Após avaliação clínica e discussão foi optado por instalação da Oxigenação por Membrana Extracorpórea (ECMO) Veno-arterial (V-A). Após 48 horas de suporte hemodinâmico com a ECMO, houve descontinuação da dobutamina e vasopressina, com redução na infusão de noradrenalina para 0,3 mcg/kg/min, sendo retirada progressivamente. Após 7 dias do suporte, houve recuperação da função ventricular sendo então explantada a ECMO.

A ECMO é uma tecnologia de suporte circulatório mecânico invasivo temporário, concebida para oferecer assistência parcial ou total ao sistema cardiorrespiratório em pacientes com choque cardiogênico e/ou insuficiência respiratória aguda. Existem dois tipos principais: a veno-arterial e a veno-venosa. A sua rápida instalação permite sua aplicabilidade à maioria dos pacientes, podendo reverter rapidamente os quadros de falência circulatória e/ou anoxia, mantendo o suporte pelo tempo necessário para recuperação ou evolução para outro suporte ou tratamento. No caso descrito, a ECMO Veno-arterial (VA) foi utilizada como uma "ponte de decisão ou recuperação" em uma paciente com choque cardiogênico, recomendada como classe I, nível de evidência C pelas diretrizes. Nesse caso ela permitiu o suporte circulatório pelo tempo necessário para recuperação ventricular, ou caso esta não ocorresse para decidir um novo tratamento.

O procedimento de implante ocorre através da colocação de uma cânula por punção ou dissecção cirúrgica de um vaso arterial e um venoso calibrosos. Após a anticoagulação com heparina intravenosa, inicia-se o suporte cardiopulmonar. Na modalidade VA da ECMO, o sangue venoso é drenado por meio de veias de grande calibre (como a veia jugular direita, femorais ou cavas) para uma bomba centrífuga, que impulsiona o sangue para uma membrana de polímero onde este, após oxigenado, retorna para o sistema arterial através de uma cânula inserida em uma artéria de grande calibre, onde a cânula fica inserida até a aorta torácica. Essa cânula pode ser posicionada centralmente, por meio de toracotomia, ou perifericamente, através das artérias femorais, axilares ou carótida direita. É importante conhecer e estar atento às complicações associadas à ECMO, principalmente hemólise, trombose, sangramento, acidentes vasculares, infecção, validade de uso da membrana de oxigenação e a incapacidade do suporte em prover a adequada descompressão do ventrículo esquerdo, o que limita o tempo de utilização do dispositivo. Caso não haja sinais de recuperação cardíaca em até uma semana, deve-se considerar a implantação de um dispositivo de maior permanência ou modificar a estratégia de suporte.

Logo após a inserção da ECMO VA, central ou periférica, o paciente deve receber um débito cardíaco adequado, geralmente em torno de 4 a 6 L/min/m, além de oxigenação e ventilação adequadas. Nesse cenário, é importante monitorar continuamente o paciente em sua nova condição hemodinâmica, caracterizada pela interação entre coração, vasos sanguíneos e o dispositivo ECMO. Recomenda-se a monitorização diária dos seguintes parâmetros em pacientes em ECMO, especialmente em situações de alterações hemodinâmicas ou complicações: 1. Ultrassonografia ou ecocardiografia com Doppler; 2. Variáveis hemodinâmicas e de perfusão tecidual através de cateter de pressão arterial invasiva e cateter venoso central (veia jugular ou subclávia), sendo sugerida a utilização do CAP (Cateter de Artéria Pulmonar).

Deve-se tentar reduzir progressivamente ou retirar gradualmente os fármacos inotrópicos e vasopressores. No entanto, especialmente na ECMO periférica, a dobutamina pode ser mantida em doses médias de 5 µg/kg/min para reduzir a pós-carga e estimular o aumento da contratilidade do ventrículo esquerdo, mantendo a mobilidade da válvula aórtica. Após se alcançar um débito cardíaco adequado, é comum observar a reversão do choque, com melhora nos parâmetros de perfusão tecidual, o que possibilita a redução gradual dos vasopressores, como noradrenalina e vasopressina. A Pressão Arterial Média (PAM) recomendada é a mínima pressão capaz de fornecer fluxo adequado aos tecidos. Em geral, a maioria dos pacientes atinge o equilíbrio hemodinâmico com uma PAM ≥ 65 mmHg, exceto aqueles com histórico de hipertensão, nos quais o alvo de PAM é > 75 mmHg, a fim de minimizar a incidência de insuficiência renal aguda.

Quando o paciente se apresentar com sinais de melhora hemodinâmica e os parâmetros de avaliação da função ventricular sugerirem recuperação, é indicada a retirada da assistência mecânica. Recomenda-se reduzir gradualmente o fluxo do dispositivo e realizar avaliações seriadas dos parâmetros hemodinâmicos até o fluxo atingir 1,5 L/min/m, momento em que o dispositivo pode ser retirado.

Referência

Ayub-Ferreira SM, Souza JD Neto, Almeida DR, Biselli B, Avila MS, Colafranceschi AS, Stefanello B, et al. Diretriz de Assistência Circulatória Mecânica da Sociedade Brasileira de Cardiologia. Arq Bras Cardiol. 2016 Aug;107(2 Suppl 2):1-33. Portuguese. doi: 10.5935/abc.20160128. PMID: 27627754.

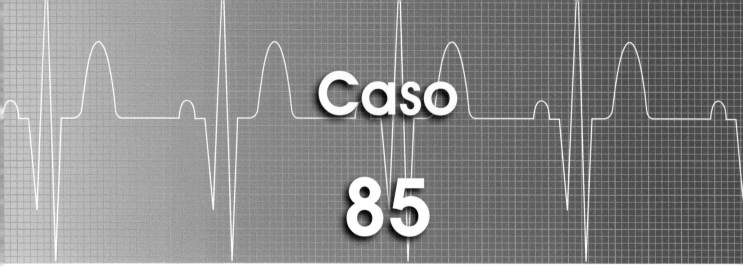

Ana Luiza Sales
Louise Freire

Paciente masculino, 82 anos de idade, internado por hiponatremia, no dia da alta hospitalar apresentou dor torácica atípica, com alteração eletrocardiográfica evidenciada como um supra desnivelamento do segmento ST em parede anterior. Sendo então encaminhado para realização de uma coronariografia, onde foi submetido a angioplastia da artéria coronária descendente anterior, com fluxo TIMI 3 como resultado, destacamos que o tempo porta-balão foi adequado. Readmitido na unidade cardiointensiva, após 2 horas o paciente evolui com hipotensão arterial, anúria, hiperlactatemia e disfunção grave do ventrículo esquerdo (VE) vista no ecocardiograma transtorácico. O que fazer agora?

Comentário

O paciente retornou imediatamente ao laboratório de intervenção hemodinâmica, onde foi submetido à um novo exame de coronariografia que não evidenciou alterações significativas. Foi instalado um cateter de artéria pulmonar e um balão de contrapulsação intra-aórtico (BIA). A dose de dobutamina foi ajustada para 15 mcg/kg/min, resultando em um aumento do Índice Cardíaco (I.C.) em 2,6 L/min/m². Após 5 dias de uso do BIA, houve melhora nas condições hemodinâmicas, permitindo a retirada do dispositivo no 10° dia após sua instalação. No entanto, o paciente ainda se manteve com uma moderada disfunção do VE ao ecocardiograma transtorácico.

O mecanismo de ação do BIA é a contra pulsação aórtica, o que ocasiona um aumento na pressão diastólica na raiz da aorta, propiciando um aumento na perfusão coronariana, uma redução na pós-carga do VE e consequentemente um incremento no débito cardíaco em aproximadamente 15% (0,5 L/min). Caso não haja melhora significativa dessas variáveis em algumas horas, outros dispositivos mais invasivos devem ser considerados para o suporte hemodinâmico. Ele é geralmente inserido por uma punção da artéria femoral e posicionado na aorta torácica descendente, logo abaixo da origem da artéria subclávia esquerda. Outras técnicas de acesso à aorta descendente também podem ser utilizadas, porém menos comuns, como o acesso direto via esternotomia ou percutâneo (através das artérias subclávias ou axilares).

As principais indicações clínicas para o uso do BIA incluem: choque cardiogênico após infarto agudo do miocárdio, síndrome coronariana aguda com elevação do segmento ST sem choque, intervenções coronarianas percutâneas de alto risco e insuficiência cardíaca descompensada refratária com sinais de baixo débito cardíaco. Neste caso clínico, a recomendação para o uso do BIA tem um nível de evidência científica IIaB. No entanto, existem algumas contraindicações importantes para o uso deste dispositivo, tais como insuficiência aórtica grave, dissecção ou aneurisma da aorta (abdominal ou torácica), calcificação aorto-ilíaca significativa, doença arterial periférica grave, distúrbio hemorrágico e trombocitopenia grave.

O paciente deve ser mantido em decúbito dorsal, evitando manipulação excessiva e restringindo o movimento do membro onde o cateter foi inserido, evitando assim dobrar a perna quando colocado por via femoral. As suas principais complicações são: a isquemia arterial periférica, laceração vascular e hemorragias. Outras complicações possíveis incluem ateroembolismo, acidente vascular encefálico, infecção, ruptura do balão, plaquetopenia e hemólise. A perfusão do membro de inserção deve ser avaliada no mínimo 3 vezes ao dia, exames diários também devem ser realizados para monitorar a ocorrência de plaquetopenia e hemólise, deve-se manter uma monitorização hemodinâmica contínua durante todo o período de utilização do BIA.

Referência

Ayub-Ferreira SM, Souza JD Neto, Almeida DR, Biselli B, Avila MS, Colafranceschi AS, Stefanello B, et al. Diretriz de Assistência Circulatória Mecânica da Sociedade Brasileira de Cardiologia. Arq Bras Cardiol. 2016 Aug;107(2 Suppl 2):1-33. Portuguese. doi: 10.5935/abc.20160128. PMID: 27627754.

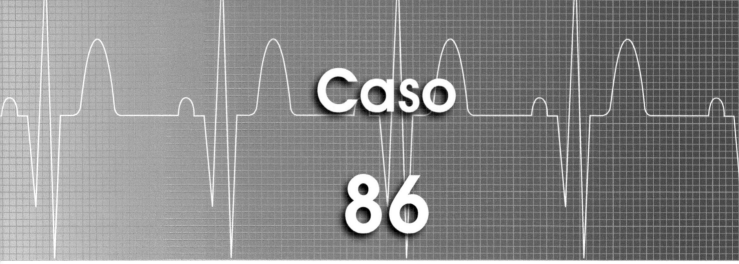

Caso 86

Ana Luiza Sales
Louise Freire

Paciente masculino, 39 anos de idade, foi atendido com diagnóstico de infarto agudo do miocárdio com supra do segmento ST no eletrocardiograma em parede anterior, sendo encaminhado ao laboratório de estudo e intervenção vascular e hemodinâmica, onde foi submetido à uma coronariografia e a seguir uma angioplastia da artéria coronária descendente anterior. Após a intervenção evoluiu com quadro de choque cardiogênico, classificado como estágio C de progressão da insuficiência cardíaca e INTERMACS 1 (*Interagency Registry for Mechanically Assisted Circulatory Support*). Foi rapidamente submetido ao implante de balão de contra pulsação intra-aórtico (BIA) ainda na sala de intervenção. À despeito do BIA e da infusão de dobutamina na dose de 15 mcg/kg/min, manteve-se em classe de INTERMACS 1, com disfunção sistólica grave do ventrículo esquerdo (VE) vista no ecocardiograma transtorácico. Após avaliação clínica pela equipe, foi identificado como um possível candidato ao transplante cardíaco. Para otimizar a reabilitação pré-transplante, qual opção mais adequada de suporte circulatório mecânico?

Comentário

Foi decidido pelo o implante do dispositivo CentriMag® por um período de 6 semanas, utilizado como ponte para o transplante cardíaco (possui nível de recomendação científica nível IIaC). O CentriMag® é um dispositivo externo, paracorpóreo, implantado cirurgicamente para fornecer suporte hemodinâmico à pacientes em estado de choque cardiogênico refratários e com alto risco de mortalidade. Ele pode ser usado como "ponte para decisão" ou "ponte para transplante cardíaco". O dispositivo atua com uma bomba centrífuga de fluxo contínuo que se utiliza da levitação magnética de uma hélice para a rotação, permitindo assim um fluxo de até 10 L/min com baixa tensão de cisalhamento, o que reduz assim a trombogenicidade, o que permite o uso de doses moderadas de anticoagulação e mínima hemólise durante o suporte.

O suporte é instalado através do implante direto de cânula, como a do tipo atrial direita para o tronco da artéria pulmonar (suporte direito) e do átrio ou ventrículo esquerdo na aorta ascendente (suporte esquerdo). A hemostasia deve ser cuidadosa, considerando-se a necessidade de anticoagulação durante o uso destes sistemas. Embora o dispositivo tenha autorização para suporte por até 30 dias, existem relatos de seu uso por até 3 meses sem haver falha na bomba ou aumento significativo nas complicações tromboembólicas.

Neste tipo de suporte a manutenção da função ventricular, ou seja, a manutenção do débito cardíaco do ventrículo direito (VD) sem suporte, frequentemente requer o uso de agentes inotrópicos positivos, de vasodilatadores pulmonares (como o óxido nítrico inalatório), controle do ritmo cardíaco e manutenção da pressão de perfusão sistêmica (uma pressão arterial média entre 60 e 70 mmHg), com a eventual utilização de vasopressores caso haja redução da resistência vascular sistêmica. Nos casos em que há um comprometimento conhecido do VD prévio ao implante ou esta ocorra após a assistência esquerda, a assistência biventricular deve ser considerada com o implante de outro sistema semelhante dando suporte ao VD.

As principais complicações associadas ao uso deste dispositivo incluem sangramentos, hemólise, eventos embólicos e lesões vasculares.

A redução do suporte circulatório em pacientes com recuperação miocárdica pode ser avaliada através do ecocardiograma transtorácico e do cateter de artéria pulmonar. A recuperação é evidente quando, em condições mínimas de assistência (fluxos sanguíneos entre 1,5 a 1,0 L/min), observa-se melhorias na abertura da válvula aórtica, da melhora da função ventricular esquerda (com Fração de ejeção do VE entre 40 a 45%), uma redução no diâmetro das cavidades cardíacas e manutenção de parâmetros hemodinâmicos adequados.

Referência

Ayub-Ferreira SM, Souza JD Neto, Almeida DR, Biselli B, Avila MS, Colafranceschi AS, Stefanello B, et al. Diretriz de Assistência Circulatória Mecânica da Sociedade Brasileira de Cardiologia. Arq Bras Cardiol. 2016 Aug;107(2 Suppl 2):1-33. Portuguese. doi: 10.5935/abc.20160128. PMID: 27627754.

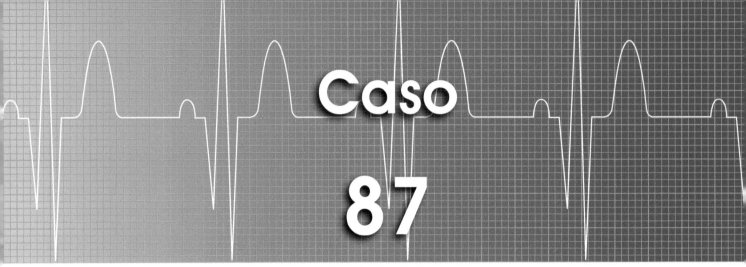

Ana Luiza Sales
Louise Freire

Paciente masculino, 72 anos de idade, portador de insuficiência cardíaca de fração de ejeção reduzida (IC FEr) de etiologia isquêmica, com histórico de múltiplas internações hospitalares no último ano. Foi novamente internado por choque cardiogênico, e mesmo após uso de dobutamina, se manteve em classificação INTERMACS 3 (*Interagency Registry for Mechanically Assisted Circulatory Support*). A terapia medicamentosa já estava otimizada, possuía terapia de ressincronização e portava cárdio desfibrilador implantável. O ecodopplercardiograma transtorácico revelava disfunção sistólica grave do ventrículo esquerdo (VE) e o ventrículo direito (VD) era normal. Neste caso, como você faria o plano terapêutico?

Comentário

Os dispositivos de suporte circulatório mecânico (SCM) de longa permanência podem ser utilizados como "ponte para decisão" do tratamento, "ponte para transplante cardíaco" ou "terapia de destino". Neste caso, optou-se pelo SCM como terapia de destino, em função do paciente apresentar uma contraindicação relativa ao transplante cardíaco, sua idade superior a 70 anos. Esse dispositivo proporciona uma maior sobrevida e melhor qualidade de vida quando comparado ao tratamento clínico com medicamentos.

Existem algumas contraindicações absolutas para o uso do SCM, tais como a intolerância ao uso de cumarínicos, a ausência de cuidadores capacitados, os distúrbios psiquiátricos graves ou a não aderência às recomendações da equipe médica, acidente vascular cerebral prévio com sequela motora significativa ou com alteração na capacidade cognitiva, doença neoplásica com prognóstico desfavorável, uma malformação vascular intestinal que predisponha a sangramentos, a doença pulmonar obstrutiva grave, disfunção hepática grave, uma infecção ativa, alterações hematológicas (plaquetas < 50.000 mm^3 e trombofilias), a disfunção ventricular direita moderada a grave e presença de insuficiência renal dialítica. Já as contraindicações relativas incluem o diabetes de difícil controle, acidente vascular cerebral com sequela motora parcial, a desnutrição avançada e a doença vascular arterial periférica significativa.

A falência do VD ainda é um dos principais fatores que afetam a sobrevida dos pacientes após o implante de SCM. Os critérios para esse diagnóstico incluem a presença de sintomas e sinais de disfunção persistente do VD, a PVC (pressão venosa central) > 18 mmHg com IC (índice cardíaco) < 2,0 L/min/m^2 na ausência de arritmias ventriculares ou de pneumotórax, a necessidade de implantação de SCM à direita ou a necessidade de óxido nítrico inalatório ou terapia inotrópica por mais de 1 semana após o implante do dispositivo esquerdo. Durante o implante de SCM, é necessário aumentar o débito cardíaco e, consequentemente, o retorno venoso para o VD. Para contrabalancear esse aumento de pré-carga, é preciso melhorar a complacência do VD com a redução na sua pós-carga, ou seja, reduzir as pressões de enchimento do VE e da pressão arterial pulmonar. No entanto, esvaziar em excesso o VE pode desviar o septo interventricular (SIV) SIV para a esquerda, prejudicando a contratilidade do VD. A otimização da pré e pós-carga do VD, juntamente com a sua contratilidade, é fundamental para prevenir a falência do VD no período perioperatório. É importante assim manter a PVC abaixo de 16 mmHg e a pressão arterial pulmonar sistólica abaixo de 65 mmHg. Recomenda-se para isso o uso de inotrópicos que causem vasodilatação pulmonar (milrinona ou dobutamina) e, ao mesmo tempo, mantenham adequada pressão arterial sistêmica (adrenalina) para garantir a perfusão coronariana. Vasodilatadores pulmonares específicos, como o óxido nítrico inalatório, também podem ser utilizados.

No período pré-operatório, sugere-se a suspensão da anticoagulação e antiagregação de 4 a 7 dias antes do procedimento para minimizar o risco de sangramento. Após o implante do dispositivo, a introdução rápida da anticoagulação é recomendada, iniciando-se com a heparina não fracionada no primeiro ou segundo dia pós-operatório, caso não haja evidência de sangramentos ativos. A anticoagulação oral com antagonistas da vitamina K deve ser iniciada após a retirada dos drenos torácicos, se não houver evidência de sangramento, geralmente no 2º ou 3º dia de pós-operatório, objetivando-se o INR alvo preconizado pelo fabricante de cada dispositivo. Quanto à antiagregação, o uso de ácido acetilsalicílico (AAS) pode ser considerado à partir das primeiras 24 horas de pós-operatório. O uso de outros agentes antiplaquetários e o controle da atividade antiplaquetária devem ser feitos de acordo com a orientação do fabricante.

O acompanhamento pós-implante do dispositivo de assistência circulatória mecânico (DACM) de longa permanência deve ser cuidadoso. Sua avaliação clínica inclui o tratamento que normalmente seria dado a um paciente com insuficiência cardíaca avançada, com atenção especial aos cuidados relacionados ao dispositivo. A equipe especializada responsável pelo acompanhamento deve incluir: cardiologista clínico, cirurgião cardiovascular, coordenador de SCM, enfermeiro, psicólogo, nutricionista e fisioterapeuta. A avaliação também envolve a análise dos parâmetros e alarmes do DACM. A ferida operatória e os orifícios do *"driveline"* do DACM devem ser cuidadosamente controlados, higienizados e revisados diariamente pela equipe de enfermagem durante o período de internação. É essencial fornecer uma educação adequada ao paciente e aos cuidadores para que eles possam lidar com o dispositivo de forma adequada.

A avaliação neurológica é fundamental, uma vez que até 9% desses pacientes podem desenvolver algum evento cerebral e aproximadamente 1% pode ter paraplegia. A coagulação e a anticoagulação devem ser monitoradas frequentemente para se verificar o risco de tromboses e sangramentos associados ao dispositivo. É importante realizar uma pesquisa ativa de infecções, mantendo-se alta suspeição para um diagnóstico e tratamento precoces.

Quanto ao seguimento após a alta hospitalar, recomenda-se agendar visitas médicas para reavaliação com frequência semanal no primeiro mês, quinzenalmente até o terceiro mês e, depois, mensalmente. O objetivo é otimizar o tratamento da insuficiência cardíaca, recuperar o estado nutricional, promover a reabilitação cardiovascular e detectar complicações, especialmente infecções e trombose no sistema, além de sangramento digestivo.

A literatura mostra uma boa qualidade de vida nos pacientes com DACM com reinserção do usuário ao convívio social, atividade física e mesmo trabalho.

Referência

Ayub-Ferreira SM, Souza JD Neto, Almeida DR, Biselli B, Avila MS, Colafranceschi AS, Stefanello B, et al. Diretriz de Assistência Circulatória Mecânica da Sociedade Brasileira de Cardiologia. Arq Bras Cardiol. 2016 Aug;107(2 Suppl 2):1-33. Portuguese. doi: 10.5935/abc.20160128. PMID: 27627754.

Parte 7

Miscelânea VI

Capítulo 13

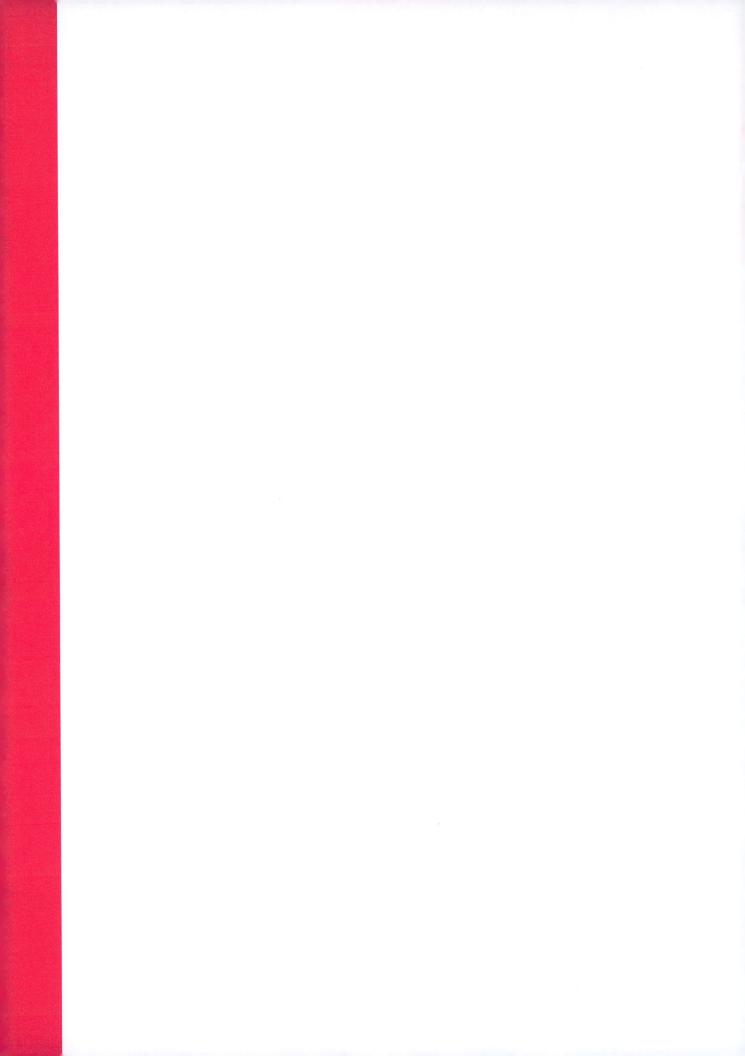

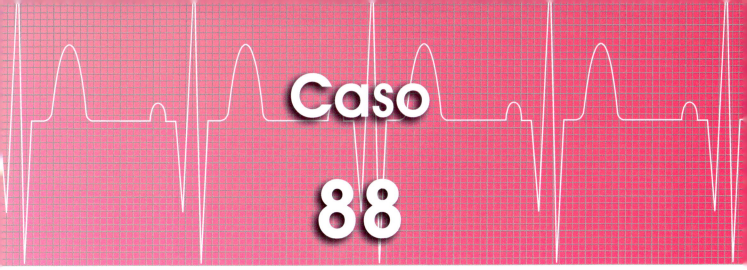

Caso 88

Marcelo Bandeira
Natália Pais

Paciente do sexo feminino, 44 anos, história de câncer de mama com metástase linfonodal, tratada com quimioterapia e radioterapia, em remissão há 4 anos. Admitida no pronto atendimento referindo dispneia aos esforços. Além disso, teve episódio de síncope, sem pródromos, com retorno rápido da consciência. Exames laboratoriais: d-dímero 2450 ng/mL e NT-ProBNP 2220 pg/mL. Ecocardiograma evidencia aumento das cavidades direitas, disfunção contrátil do ventrículo direito, refluxo tricúspide importante, ventrículo esquerdo com função sistólica preservada e sem alterações segmentares. Angio tomografia computadorizada de tórax e cintilografia de ventilação/perfusão pulmonar negativas para tromboembolismo pulmonar e pneumopatias. Exames de imagem adicionais descartaram trombose de veia porta ou sinais de hepatopatia. Cateterismo cardíaco direito revelou hipertensão pulmonar pré-capilar. Qual é a sua classificação?

Comentário

Na suspeita de hipertensão pulmonar é importante a adequada classificação. Os pacientes com hipertensão pulmonar são classificados em cinco grupos com base no seu mecanismo e etiologia:

- Grupo 1 - hipertensão arterial pulmonar;
- Grupo 2 - devido a doença cardíaca das câmaras esquerdas;
- Grupo 3 - devido a distúrbios pulmonares crônicos e/ou hipoxemia;
- Grupo 4 - devido a obstrução de artéria pulmonar;
- Grupo 5 - devido a mecanismos não definidos ou multifatoriais.

A paciente enquadra-se no grupo 1, possivelmente pelo uso de quimioterápico.

Referência

Simonneau G, Montani D, Celermajer DS, Denton CP, Gatzoulis MA, Krowka M, Williams PG, Souza R. Haemodynamic definitions and updated clinical classification of pulmonary hypertension. Eur Respir J. 2019 Jan 24;53(1):1801913. doi: 10.1183/13993003.01913-2018.

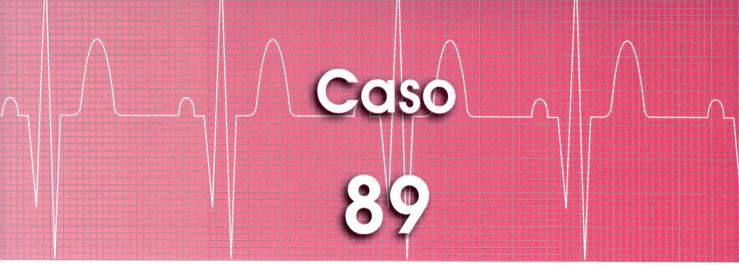

Caso 89

Marcelo Bandeira
Natália Pais

Paciente procura atendimento médico de emergência por episódio de síncope. Relata cansaço aos esforços e episódios esporádicos de hemoptoicos nos últimos 6 meses. Considerando-se a hipótese diagnóstica de hipertensão pulmonar tromboembólica crônica – hipertensão pulmonar (HP) do grupo 4 (HPTEC), qual exame – além do ecocardiograma transtorácico – ajudará a rastrear essa hipótese diagnóstica? Existe algum outro método complementar adicional que auxilie na tomada de decisão, caso o primeiro exame confirme HPTEC?

Comentário

Frente a hipótese diagnóstica de HP do grupo 4, o método de imagem mais validado para doenças tromboembólicas crônicas, principalmente em vigência de hipertensão pulmonar, é a cintilografia pulmonar ventilação/perfusão, dada a sua maior sensibilidade em comparação aos outros métodos. Quando o exame for negativo para HP do grupo 4, devem ser investigadas outras formas de HP; em contrapartida, quando positivo exige complementação com um exame de imagem da "anatomia trombótica" da circulação pulmonar, o qual geralmente é bem documentado com a angiotomografia de artérias pulmonares. A importância da avaliação anatômica deve-se ao fato dele ser potencialmente tratado com cirurgia, a tromboendarterectomia pulmonar.

Referência

Humbert M, Kovacs G, Hoeper MM, Badagliacca R, Berger RMF, Brida M, Carlsen J, Coats AJS, Escribano-Subias P, Ferrari P, Ferreira DS, Ghofrani HA, Giannakoulas G, Kiely DG, Mayer E, Meszaros G, Nagavci B, Olsson KM, Pepke-Zaba J, Quint JK, Rådegran G, Simonneau G, Sitbon O, Tonia T, Toshner M, Vachiery JL, Vonk Noordegraaf A, Delcroix M, Rosenkranz S; ESC/ERS Scientific Document Group. 2022 ESC/ERS Guidelines for the diagnosis and treatment of pulmonary hypertension. Eur Heart J. 2022 Oct 11;43(38):3618-3731. doi: 10.1093/eurheartj/ehac237. PMID: 36017548.

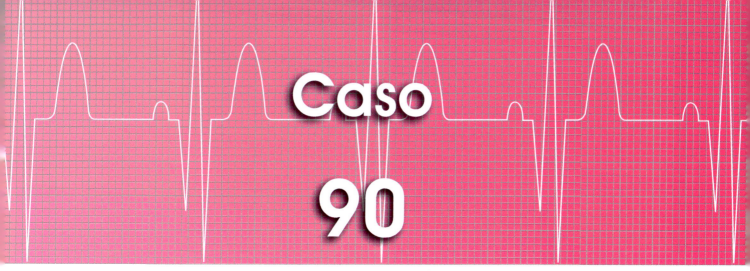

Caso 90

Marcelo Bandeira
Natália Pais

Paciente portador de fibrilação atrial permanente, doença pulmonar obstrutiva crônica e com passado de troca valvar mitral biológica procura atendimento cardiológico buscando uma segunda opinião, após ecocardiograma evidenciar pressão sistólica da artéria pulmonar (PSAP) de 61 mmHg, com disfunção diastólica tipo II, função sistólica preservada e prótese mitral normofuncionante. Inconformado com a primeira avaliação cardiológica que enfatizou a ausência de fármacos específicos para tratar sua hipertensão pulmonar (HP), responda: devemos concordar ou discordar com isso?

Comentário

Devemos concordar, visto que a indicação para terapias farmacológicas específicas para HP, como as que atuam nas vias das endotelinas, prostaciclinas e/ou do óxido nítrico (como a sildenafila), apenas são indicadas em portadores de HP do grupo 1, ou em casos excepcionais de HP do grupo 4 não elegíveis para tromboendarterectomia pulmonar. Outras circunstâncias associadas a HP como as citadas no caso, geralmente irão se beneficiar do tratamento otimizado da condição clínica de base.

Referência

Humbert M, Kovacs G, Hoeper MM, Badagliacca R, Berger RMF, Brida M, Carlsen J, Coats AJS, Escribano-Subias P, Ferrari P, Ferreira DS, Ghofrani HA, Giannakoulas G, Kiely DG, Mayer E, Meszaros G, Nagavci B, Olsson KM, Pepke-Zaba J, Quint JK, Rådegran G, Simonneau G, Sitbon O, Tonia T, Toshner M, Vachiery JL, Vonk Noordegraaf A, Delcroix M, Rosenkranz S; ESC/ERS Scientific Document Group. 2022 ESC/ERS Guidelines for the diagnosis and treatment of pulmonary hypertension. Eur Heart J. 2022 Oct 11;43(38):3618-3731. doi: 10.1093/eurheartj/ehac237. PMID: 36017548.

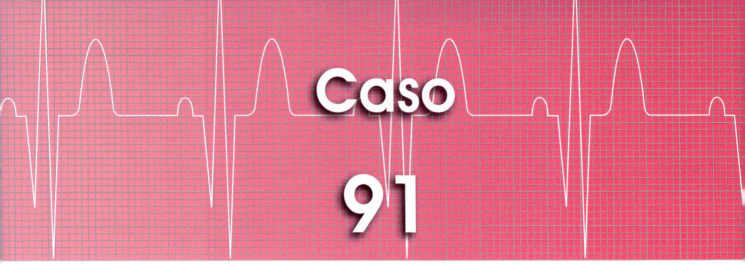

Caso 91

Marcelo Bandeira
Natália Pais

Paciente do sexo feminino, 28 anos, portadora de síndrome de Eisenmenger, realizado ecocardiograma recente com pressão sistólica da artéria pulmonar (PSAP) de 58 mmHg e *shunt* direita-esquerda. Procura avaliação cardiológica com o objetivo de programar gravidez e avaliar fechamento do *shunt*, secundário a comunicação interventricular. Qual conduta devemos traçar?

Comentário

Embora estudos observacionais envolvendo gestantes com cardiopatia congênita e hipertensão arterial pulmonar bem controlada mostraram que a gestação foi bem tolerada sob cuidados especializados, a gravidez ainda está associada à alta mortalidade materna e complicações fetais na síndrome de Eisenmenger, portanto deve ser desencorajada nesse cenário. É importante o aconselhamento médico sobre contracepção com métodos eficazes. Quanto ao fechamento do *shunt* (cirúrgico ou percutâneo), está contraindicado em todos os pacientes com síndrome de Eisenmenger, tendo em vista que o *shunt* alivia a pressão na cavidade direita, logo sua correção poderia agravar a insuficiência cardíaca direita nesses pacientes. Mesmo naqueles sem Eisenmenger, mas que apresentem *shunt* esquerda-direita associado a CIA ou CIV isoladamente como achados incidentais (CIA < 2.0 cm ou CIV < 1.0 cm), o fechamento do *shunt* também não deve ser recomendado visto que estes casos se comportam clinicamente como uma hipertensão arterial pulmonar idiopática.

Referência

Humbert M, Kovacs G, Hoeper MM, Badagliacca R, Berger RMF, Brida M, Carlsen J, Coats AJS, Escribano-Subias P, Ferrari P, Ferreira DS, Ghofrani HA, Giannakoulas G, Kiely DG, Mayer E, Meszaros G, Nagavci B, Olsson KM, Pepke-Zaba J, Quint JK, Rådegran G, Simonneau G, Sitbon O, Tonia T, Toshner M, Vachiery JL, Vonk Noordegraaf A, Delcroix M, Rosenkranz S; ESC/ERS Scientific Document Group. 2022 ESC/ERS Guidelines for the diagnosis and treatment of pulmonary hypertension. Eur Heart J. 2022 Oct 11;43(38):3618-3731. doi: 10.1093/eurheartj/ehac237. Erratum in: Eur Heart J. 2023 Apr 17;44(15):1312. PMID: 36017548.

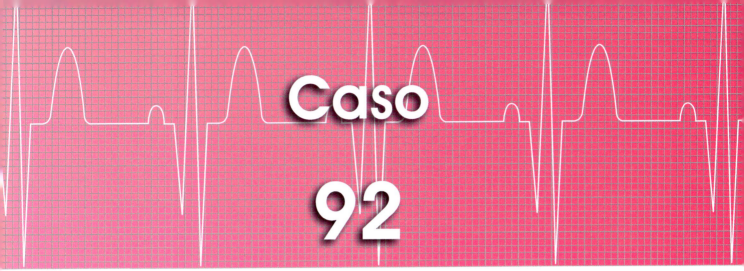

Caso 92

Hélder Konrad de Melo

Paciente de 41 anos, portadora de hipertensão arterial crônica e níveis tensionais estáveis ao longo da gestação, interna eletivamente para realização de parto cesáreo com idade gestacional de 38 semanas. Apresentava-se assintomática, sem alterações em sinais vitais ou exame físico. Foi realizado o parto sem intercorrências, com recém-nascido saudável, Apgar 8 no primeiro minuto e 10 no quinto minuto após o nascimento. Ainda no centro obstétrico, a paciente evolui com agitação psicomotora, seguido de torpor e crise convulsiva, além de hipotensão severa e desconforto respiratório. Recebeu reposição volêmica, amina vasoativa, suporte ventilatório mecânico invasivo e foi transferida para unidade de terapia intensiva (UTI) para continuidade do tratamento. Ecocardiograma realizado na UTI evidenciando disfunção grave biventricular e hipertensão arterial pulmonar. Exames laboratoriais evidenciaram coagulopatia grave. Qual provável diagnóstico e tratamento?

Comentário

A paciente apresenta quadro clínico compatível com o diagnóstico de embolia amniótica. Trata-se de uma condição onde debris fetais e fluido amniótico ganham a circulação materna produzindo uma reação anafilática com súbito colapso circulatório, alteração do estado mental e coagulação intravascular disseminada. 70% dos casos ocorrem durante o trabalho de parto, 19% durante o parto cesáreo e 11% após o parto. Tem incidência rara, aproximadamente 1 para cada 15.000 partos, com taxa de mortalidade de 11-43%. O diagnóstico é clínico, não existindo teste específico. Usualmente a autópsia revela a presença de material fetal na circulação pulmonar materna. Não há tratamento específico. O manejo envolve a correção da hipóxia, hipovolemia, hipotensão e coagulopatia. Terapias de suporte avançadas como ventilação mecânica, vasopressores e inotrópicos, terapia de substituição renal, oxido nítrico inalatório e membrana de oxigenação extracorpórea podem ser necessários.

Referência

Lao TT. Acute respiratory distress and amniotic fluid embolism in pregnancy. Best Pract Res Clin Obstet Gynaecol. 2022 Dec;85(Pt A):83-95. doi: 10.1016/j.bpobgyn.2022.06.004. Epub 2022 Jun 25. PMID: 35840499; PMCID: PMC9264283.

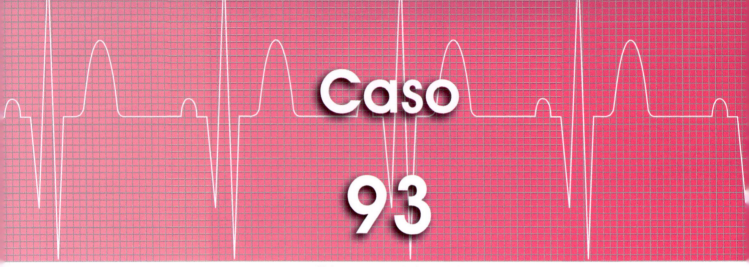

Caso 93

Hélder Konrad de Melo

Paciente de 23 anos, sem comorbidades, puérpera, com história de parto por via baixa sem intercorrências há 3 dias, procura emergência com dor torácica típica iniciada em repouso há 40 minutos. Apresenta frequência cardíaca de 96 bpm, pressão arterial 126/62 mmHg e frequência respiratória 18 irpm. Ausculta cardiopulmonar sem alterações. Eletrocardiograma admissional evidencia infradesnivelamento do segmento ST de 1mm em parede anterosseptal e troponina ultrassensível (TnUS) negativa. Recebe analgesia e nitrato sublingual, obtendo alívio sintomático. Ecocardiograma transtorácico sem disfunção ventricular e sem alterações segmentares. Segunda TnUS coletada 3 horas após apresentou resultado 3 vezes acima do limite superior da normalidade. Foi submetida a coronariografia que evidenciou dissecção coronariana em terço médio das artérias descendente anterior e circunflexa, apresentando preenchimento por contraste lento, mas completo do leito coronariano distal (Fluxo TIMI 2). Foi optado por manejo conservador, sem implante de *stents*, com anticoagulação e antiplaquetários. Disserte sobre o caso, diagnóstico e conduta.

Comentário

A característica patognomônica da dissecção coronária espontânea é a separação das camadas da parede arterial coronariana por um hematoma intramural, sem causa traumática ou iatrogênica identificável. Este mecanismo é a principal causa de infartos na gestação, respondendo por 43% dos casos. A maior parte dos pacientes (75% dos casos) se apresenta com infarto agudo do miocárdio com supradesnível do segmento ST (IAMCSST). Os casos se apresentam de forma mais frequente no terceiro trimestre e período puerperal. Envolve mais comumente a parede anterior (69-78% dos casos) e frequentemente acomete múltiplos territórios vasculares (40%), o que explica a maior frequência de infartos graves e complicados na gestação quando em comparação com a população geral.

O tratamento medicamentoso envolve o uso de anticoagulação, terapia antiplaquetária e betabloqueadores. A trombólise pode aumentar o hematoma intramural e a propagação da dissecção. Revascularização cirúrgica ou percutânea deve ser considerada na presença de lesões proximais com fluxo TIMI 0-1, se apresentando com isquemia persistente, IAMCSST, choque ou parada cardíaca. A maior parte dos casos, em especial nos pacientes estáveis, ocorre recuperação favorável, espontânea, com o tratamento conservador. É importante ressaltar a ocorrência maior de complicações em angioplastias nos casos de dissecção coronária espontânea na gestação, com necessidade de angioplastias adicionais, cirurgias cardíacas, maior incidência de choque cardiogênico e morte materna.

Referência

Gédéon T, Akl E, D'Souza R, Altit G, Rowe H, Flannery A, Siriki P, Bhatia K, Thorne S, Malhamé I. Acute Myocardial Infarction in Pregnancy. Curr Probl Cardiol. 2022 Nov;47(11):101327. doi: 10.1016/j.cpcardiol.2022.101327. Epub 2022 Jul 25. PMID: 35901856.

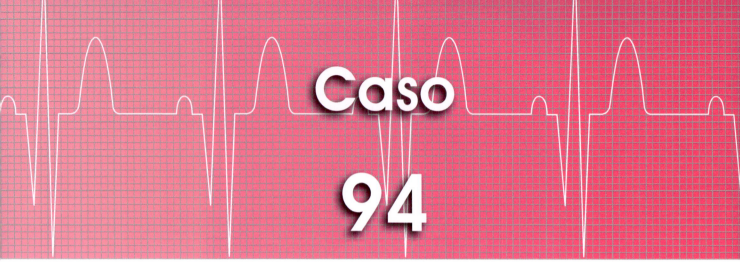

Caso 94

Hélder Konrad de Melo

Paciente de 35 anos, tabagista (20 maços/ano), sedentária, com passado de cardiomiopatia periparto há 5 meses, assintomática e ecocardiograma transtorácico evidenciando disfunção moderada persistente do ventrículo esquerdo (VE). Procura atendimento cardiológico para orientação quanto a terapia contraceptiva ideal e riscos de uma nova gestação.

Comentário

Pacientes com histórico de cardiomiopatia periparto apresentam elevado risco tromboembólico, e por isso, contraindicação ao uso de contraceptivos orais combinados. Mesmo com recuperação completa da função ventricular, considera-se que os riscos superam os benefícios com esse método. Além disso, o tabagismo e a idade maior que 35 anos conferem ainda maior risco tromboembólico, também contraindicando o seu uso. Na paciente em questão as opções recomendadas são: dispositivos intrauterinos (cobre ou hormonal), implante contraceptivo, acetato de medroxiprogesterona e pílula de progesterona.

Gestação futura deve ser desencorajada enquanto a fração de ejeção (FE) ventricular não se recuperar (FE > 50-55%). A disfunção ventricular persistente confere alto risco de relapso da cardiomiopatia, com 50% das pacientes apresentando deterioração da função ventricular, aumento de morbidade, mortalidade, maior incidência de parto prematuro e abortamento. Mesmo com normalização da fração de ejeção é necessário aconselhamento médico devido ao potencial de recorrência.

Referência

Lindley KJ, Bairey Merz CN, Davis MB, Madden T, Park K, Bello NA; American College of Cardiology Cardiovascular Disease in Women Committee and the Cardio-Obstetrics Work Group. Contraception and Reproductive Planning for Women With Cardiovascular Disease: JACC Focus Seminar 5/5. J Am Coll Cardiol. 2021 Apr 13;77(14):1823-1834. doi: 10.1016/j.jacc.2021.02.025. PMID: 33832608; PMCID: PMC8041063.

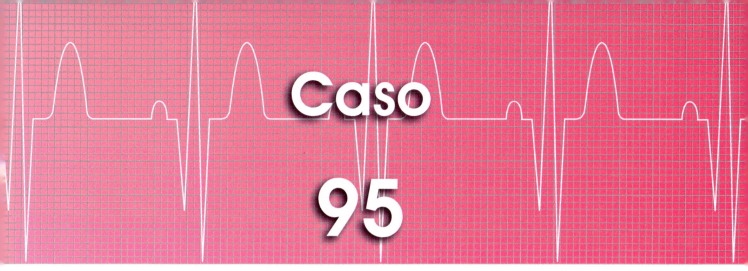

Caso 95

Hélder Konrad de Melo

Paciente de 32 anos, primípara, com idade gestacional de 32 semanas, admitida na emergência com queixa de taquicardia iniciada há 30 minutos. Refere que este é o terceiro episódio de taquicardia na gestação, sendo o que teve até o momento a maior duração. Na avaliação está ansiosa, sem sinais de instabilidade clínica. Eletrocardiograma evidencia taquicardia com QRS estreito, frequência cardíaca de 180 bpm e onda P retrógrada antes do complexo QRS sugerindo taquicardia supraventricular por reentrada nodal. Realizada compressão de seio carotídeo e manobra de valsava modificada sem sucesso na interrupção da arritmia. Administrada adenosina, obtendo sucesso na reversão da arritmia após a segunda dose (esta de 12 mg). Como proceder na condução do caso?

Comentário

A taquicardia supraventricular por reentrada nodal representa 48% dos casos das taquicardias supraventriculares documentadas na gestação. Se apresenta pela primeira vez na gravidez em apenas 1% dos casos.

Para a reversão da arritmia para o ritmo sinusal inicialmente se emprega a manobra vagal (massagem de seio carotídeo e valsava), sendo esta menos eficaz na gestação devido ao aumento do tônus autonômico. Adenosina é eficaz e segura, podendo ser administrada nas doses habituais (6 mg, seguido de 12 mg em até duas vezes, caso não haja reversão). Agentes alternativos endovenosos são o metoprolol e o verapamil. Em caso de instabilidade clínica está indicada cardioversão elétrica sincronizada.

Para profilaxia de episódios recorrentes, como primeira linha emprega-se um agente betabloqueador como o metoprolol, na dose de 25-200 mg/dia dividido em 2-3 tomadas. Como alternativas pode-se empregar bloqueadores de canal de cálcio, nas seguintes dosagens: verapamil 240 mg/dia dividido em 3-4 tomadas ou diltiazem 120-320 mg/dia dividido em 4 tomadas. A digoxina pode ser associada ao betabloqueador ou ao bloqueador de canal de cálcio em arritmias de difícil controle. Em casos refratários deve ser considerada a ablação por cateter sem fluoroscopia.

Referência

Ramlakhan KP, Kauling RM, Schenkelaars N, Segers D, Yap SC, Post MC, Cornette J, Roos-Hesselink JW. Supraventricular arrhythmia in pregnancy. Heart. 2022 Oct 13;108(21):1674-1681. doi: 10.1136/heartjnl-2021-320451. PMID: 35086889; PMCID: PMC9606519.

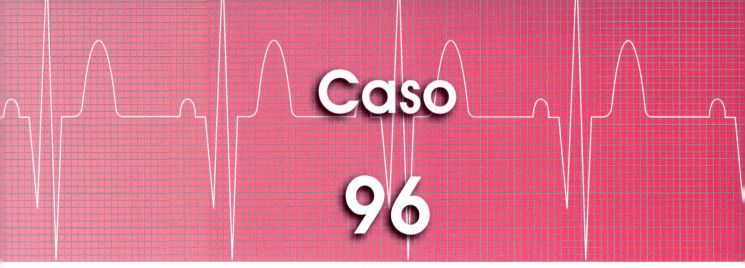

Caso 96

Julia Maia

Paciente feminina, 35 anos, procura atendimento médico com relato de taquicardia com percepção dos batimentos em fúrcula associada a tontura, de início súbito. Paciente refere 01 episódio prévio semelhante, de curta duração e melhora espontânea. Realizado eletrocardiograma (ECG) de 12 derivações demonstrado a seguir nas Figura 13.1. Qual hipótese diagnóstica?

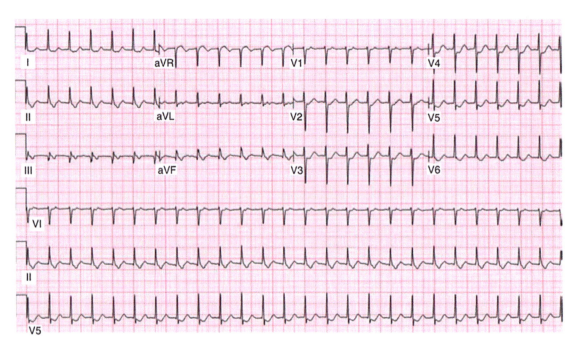

Figura 13.1. Eletrocardiograma.

Comentário

Taquicardia supraventricular por reentrada nodal (TRN), habitualmente se inicia após uma extrassístole e o estímulo chega ao nó atrioventricular, onde há dupla via nodal: a via rápida apresenta tempo de condução curto e período refratário longo enquanto a via lenta apresenta tempo de condução mais longo e período refratário mais curto. A via rápida encontra-se em seu período refratário e o estímulo então é conduzido pela via lenta, de forma anterógrada para o ventrículo. Seguida de forma retrógrada para o átrio através da via rápida que não mais se encontra no período refratário, criando-se assim um circuito de reentrada. O quadro clínico é inespecífico, consistindo na percepção de batimentos cardíacos acelerados ou palpitações, sendo a sensação de latejar no pescoço comum (sinal de Frog). Pode estar associado a tontura, dor torácica, dispneia e mais raramente a síncope. O ECG demonstra taquicardia com frequência variando entre 120 a 220 bpm, QRS estreito (< 120 ms), intervalo R-R regular, onda P pode não ser visualizada, quando a despolarização é simultânea ao complexo QRS ou pode ser vista ligeiramente após o complexo QRS (RP < 70 ms), ocasionando uma pseudo S em DII, DIII e AVF e r' em V1. O tratamento para pacientes estáveis hemodinamicamente se dá através da manobra vagal, caso não reverta, pode-se administrar adenosina 6 mg. E se necessário, pode-se repetir até duas vezes a administração, porém com a dose de 12 mg cada, totalizando 30 mg. Para os pacientes com instabilidade hemodinâmica, deve-se realizar cardioversão elétrica sincronizada. O tratamento para casos refratários ou para pacientes que não desejam uso de medicação de forma contínua, é ablação por radiofrequência.

Referência

Prystowsky EN, Klein GJ. Cardiac Arrhythmias: Interpretation, Diagnosis and Treatment, Second Edition. McGraw Hill Professional; 2020.

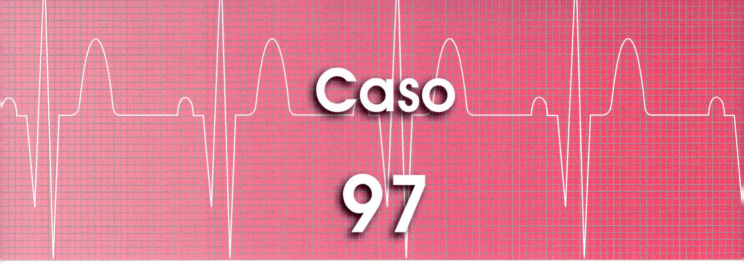

Caso 97

Julia Maia

Paciente, feminina, 55 anos, portadora de obesidade e *diabetes mellitus*, procura atendimento médico com queixa de palpitação e dispneia aos esforços habituais. Realizado eletrocardiograma (ECG) de 12 derivações demonstrado na Figura 13.2. Qual a hipótese diagnóstica?

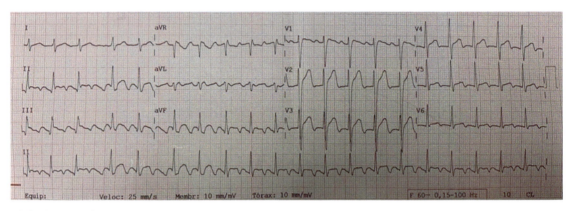

Figura 13.2. Eletrocardiograma.

Comentário

Flutter atrial, que consiste em um circuito de macrorreentrada que obrigatoriamente utiliza-se da região do istmo cavo-tricuspídeo no átrio direito. Habitualmente a frequência atrial está entre 250-350/minuto. Sendo a frequência ventricular comumente a metade da atrial. Porém podem ser vistos diferentes graus de bloqueio AV. Flutter atrial é considerado típico quando ao ECG, se apresenta com linha de base constantemente ondulada em forma de "dente de serra", denominadas ondas *f*, sendo negativas em DII, DIII, AVF e positivas em V1. O quadro clínico pode ser desde assintomático, apresentação com intolerância a esforços, dispneia, palpitações, hipotensão ou síncope, até parada cardíaca em paciente com condução AV 1:1. O tratamento visa a reversão para ritmo sinusal, tendo melhores resultados através da cardioversão elétrica sincronizada no manejo agudo e no manejo crônico através da ablação por radiofrequência.

Referência

Prystowsky EN, Klein GJ. Cardiac Arrhythmias: Interpretation, Diagnosis and Treatment, Second Edition. McGraw Hill Professional; 2020.

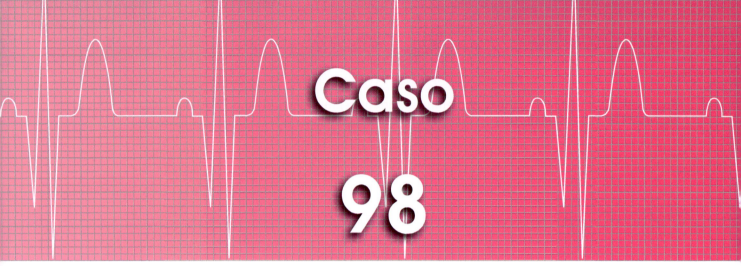

Caso 98

Julia Maia

Paciente masculino, 25 anos, comparece a consulta ambulatorial referindo episódios de palpitações e dor torácica. No momento do atendimento assintomático. Realizado eletrocardiograma (ECG) de 12 derivações demonstrado na Figura 13.3. Qual a hipótese diagnóstica?

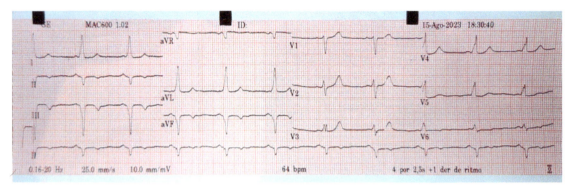

Figura 13.3. Eletrocardiograma.

Comentário

Síndrome de Wolff-Parkinson-White, ocorre devido a presença de bandas musculares, denominadas feixes de Kent, localizadas no anel ao redor das valvas atrioventriculares. Estas vias acessórias conectam eletricamente átrios e ventrículos e permitem a passagem de estímulos sem o retardo do nó AV ou o estímulo é conduzido normalmente pelo nó AV-feixe de His e retorna aos átrios, por condução retrógrada na via acessória formando um circuito. As alterações eletrocardiográficas de pré-excitação ventricular são: intervalo PR curto (< 120 ms), presença de onda delta (alentecimento inicial do QRS), QRS largo > 120 ms e alteração na repolarização ventricular. Quando associadas a manifestações clínicas como palpitações, dor precordial ou síncope configuram a Síndrome de Wolff-Parkinson-White. O tratamento de escolha é a ablação por radiofrequência, ficando o tratamento farmacológico de manutenção com propafenona 300-900 mg/dia reservado para os pacientes que não desejam ou são inelegíveis para ablação.

Referência

Prystowsky EN, Klein GJ. Cardiac Arrhythmias: Interpretation, Diagnosis and Treatment, Second Edition. McGraw Hill Professional; 2020.

Parte 8

Cardiologia II

Capítulo 14

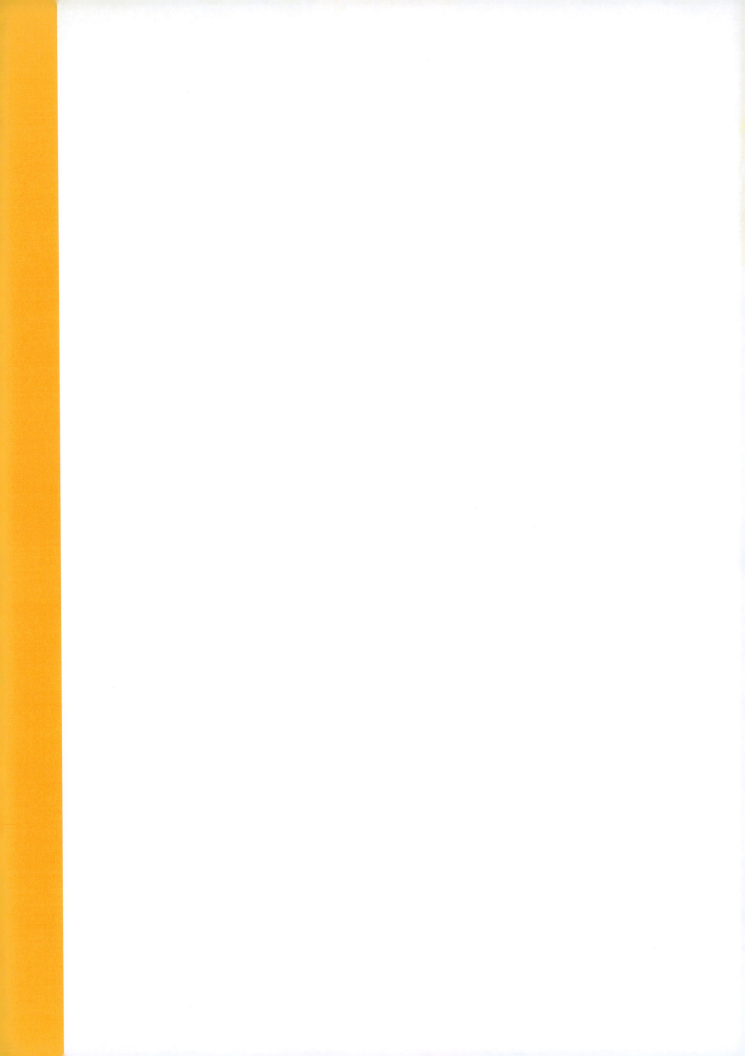

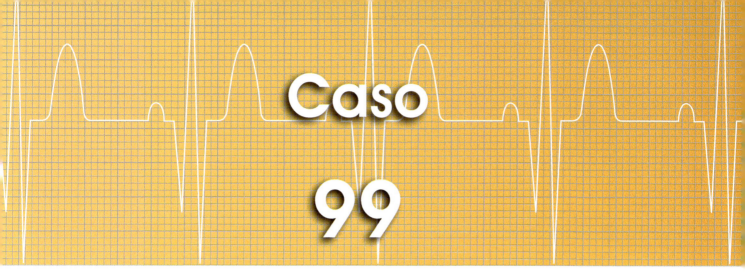

Caso 99

Eric Almeida

Paciente de 63 anos, hipertenso e com história familiar positiva para doença arterial coronariana (DAC), refere precordialgia em queimação iniciada há 2 horas, com irradiação para pescoço, associado a sudorese, intensidade de 10/10, sem fator desencadeante. Encaminhou-se para Unidade de pronto atendimento onde foi diagnosticado com infarto agudo do miocárdio com supra de ST (IAMCSST) de parede inferior. Realizada trombólise com critérios clínicos e eletrocardiográficos de reperfusão; e encaminhado para Hospital de referência com laboratório de hemodinâmica.

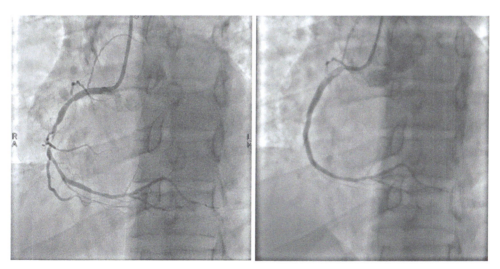

Figura 14.1. Coronariografia.

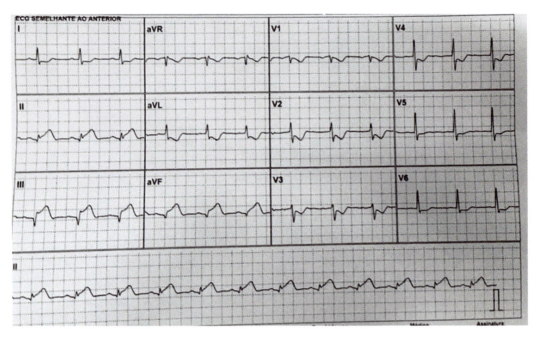

Figura 14.2. Eletrocardiograma.

Comentário

Terapia farmaco-invasiva. Pacientes submetidos à terapia fibrinolítica e que evoluíram com estabilidade hemodinâmica, visando à realização da estratégia fármaco-invasiva, deverão ser transferidos o mais breve possível para hospitais com serviço de cardiologia intervencionista, estando a realização da coronariografia recomendada o mais precocemente possível, de preferência nas primeiras 24 horas do IAMCSST, devendo, entretanto, ser evitada nas primeiras 3 horas após a administração da fibrinólise.

Referência

Piegas L, Timerman A, Feitosa G, Nicolau J, Mattos L, Andrade M, et al.. V Diretriz da Sociedade Brasileira de Cardiologia sobre Tratamento do Infarto Agudo do Miocárdio com Supradesnível do Segmento ST. Arq Bras Cardiol [Internet]. 2015Aug;105(2):1–21. Available from: https://doi.org/10.5935/abc.20150107

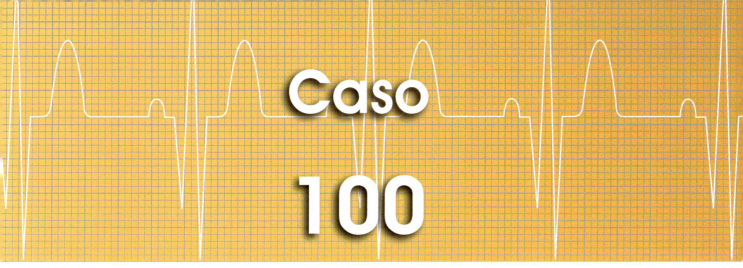

Caso 100

Eric Almeida

Paciente 66 anos, hipertenso e diabético, refere quadro de precordialgia em aperto iniciado há 3 horas. Dá entrada em emergência e realiza eletrocardiograma com supradesnivel de ST difuso, mais evidente em parede anterior. Encaminhado ao cateterismo que evidencia oclusão de artéria descendente anterior (ADA). Realizada angioplastia com 02 *stents*. Após procedimento paciente mantém dor em pontada, ventilatório-dependente. Ao exame físico apresenta hipofonese de bulhas e atrito pericárdico. Realizado Ecocardiograma com presença de derrame pericárdio moderado, circunferencial, sem sinais de restrição de enchimento.

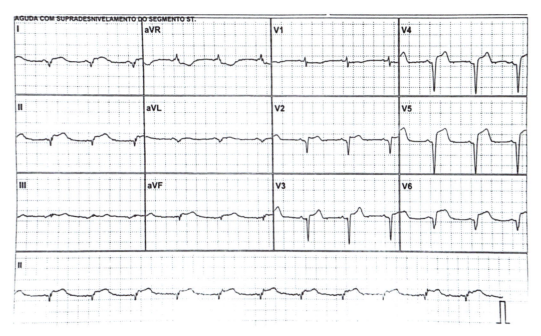

Figura 14.3. Eletrocardiograma.

Comentário

Pericardite pós-infarto do miocárdio. Costuma se manifestar em torno de 24 horas após o início do evento agudo. Clinicamente, a pericardite deve ser suspeitada quando for detectada dor torácica ventilatório-dependente, agravada por inspiração profunda. A ausculta de atrito pericárdico é comum e facilita o diagnóstico definitivo. O tratamento da pericardite é realizado com a associação de AAS dose anti-inflamatória e colchicina. O ácido acetilsalicílico (AAS), 500 a 750 mg a cada 6 ou 8 horas, por 7 dias, seguido de redução gradual de 500 mg por semana, por três semanas. A colchicina tem papel importante na pericardite aguda, atuando no alívio da dor e na prevenção da recorrência. A dose é de 0,5 mg de 12/12 horas ou 0,5 mg a cada 24 horas nos pacientes com menos de 70 kg, pelo período de três meses.

Referência

Piegas L, Timerman A, Feitosa G, Nicolau J, Mattos L, Andrade M, et al.. V Diretriz da Sociedade Brasileira de Cardiologia sobre Tratamento do Infarto Agudo do Miocárdio com Supradesnível do Segmento ST. Arq Bras Cardiol [Internet]. 2015Aug;105(2):1–21. Available from: https://doi.org/10.5935/abc.20150107

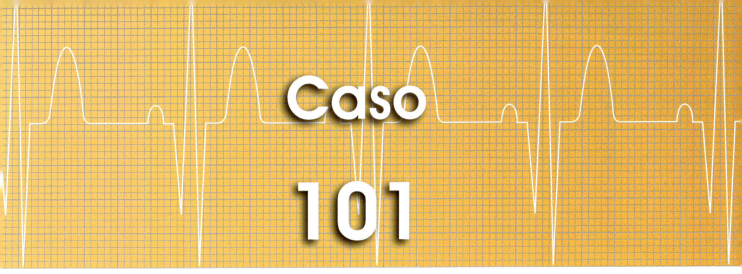

Caso 101

Eric Almeida

Paciente de 56 anos, obeso, com relato de dor torácica de moderada intensidade, em aperto, sem irradiação, iniciada durante a noite. Procura Unidade de Pronto Atendimento na manhã do dia seguinte, sendo diagnosticado com infarto agudo do miocárdio com supra de ST (IAMCSST) anterior, sendo trombolisado porém manteve quadro de dor inalterado. Foi encaminhado de urgência para centro de hemodinâmica para estratificação invasiva no qual foi evidenciado lesão em artéria descendente anterior (DA), sendo feita angioplastia com 1 *stent* farmacológico.

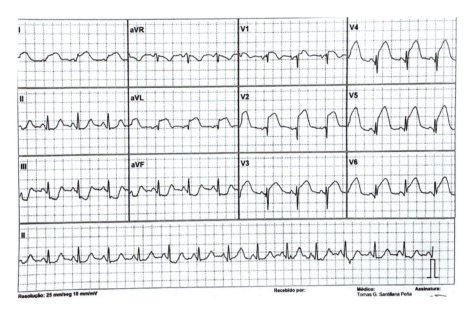

Figura 14.4. Eletrocardiograma.

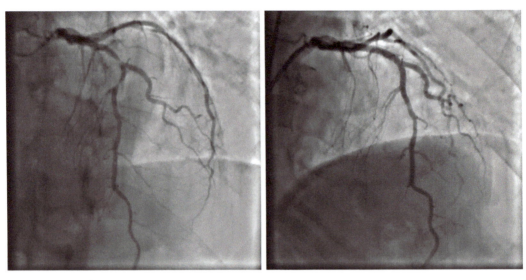

Figura 14.5. Coronariografia.

Comentário

Terapia de resgate. Pacientes com infarto agudo do miocárdio sem supra de ST (IAMCSST) inicialmente submetidos à estratégia de fibrinólise e que não obtiveram critérios de reperfusão e/ou evoluíram com choque cardiogênico ou outra complicação mecânica do IAM devem ser transferidos com a máxima brevidade para um centro que disponha de serviço de hemodinâmica com o objetivo de realizar cinecoronariografia, visando à realização de procedimento de reperfusão mecânica, independente do tempo de início dos sintomas do IAM.

Referência

Piegas L, Timerman A, Feitosa G, Nicolau J, Mattos L, Andrade M, et al.. V Diretriz da Sociedade Brasileira de Cardiologia sobre Tratamento do Infarto Agudo do Miocárdio com Supradesnível do Segmento ST. Arq Bras Cardiol [Internet]. 2015Aug;105(2):1–21. Available from: https://doi.org/10.5935/abc.20150107.

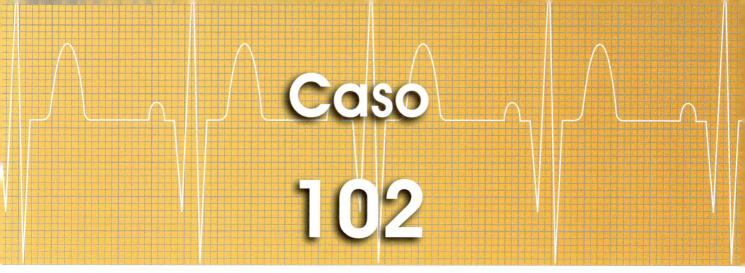

Caso 102

Eric Almeida

Paciente de 76 anos, hipertenso e diabético, iniciou quadro de dor torácica intensa, 10/10, retroesternal, opressiva. Procurou atendimento em unidade de pronto atendimento após 8 horas do início da dor, infarto agudo do miocárdio com supra de ST (IAMCSST) de parede inferior e administrado trombolítico. Encaminhado para Hospital de referência com laboratório de hemodinâmica e realizada angioplastia com 02 *stents* farmacológicos. Paciente evolui com cefaleia intensa após procedimento e hemiplegia direita. Realizada tomografia de crânio que evidencia hematoma intraparenquimatoso na região occiptal esquerda associado a desvio de linha média e hemoventrículo a esquerda.

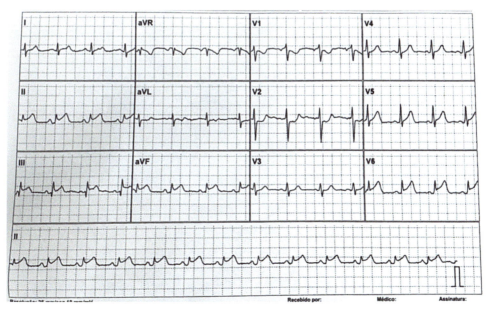

Figura 14.6. Eletrocardiograma.

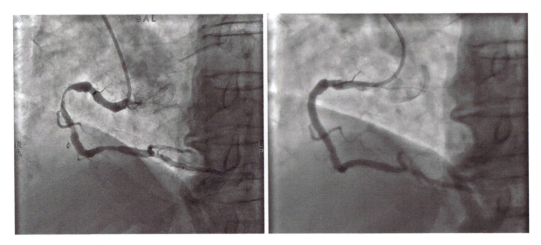

Figura 14.7. Coronariografia.

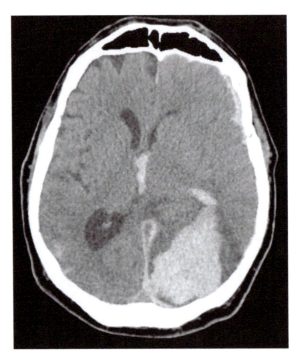

Figura 14.8. Tomografia computadorizada de crânio.

Comentários

Os fibrinolíticos podem causar algumas complicações, como aumento de acidente vascular cerebral (AVC). São considerados preditores independentes para AVC pós-fibrinolíticos: idosos, baixo peso, sexo feminino, antecedente de doença cerebrovascular e hipertensão arterial tanto sistólica como diastólica na admissão.

Referência

Piegas L, Timerman A, Feitosa G, Nicolau J, Mattos L, Andrade M, et al.. V Diretriz da Sociedade Brasileira de Cardiologia sobre Tratamento do Infarto Agudo do Miocárdio com Supradesnível do Segmento ST. Arq Bras Cardiol [Internet]. 2015Aug;105(2):1–21. Available from: https://doi.org/10.5935/abc.20150107.

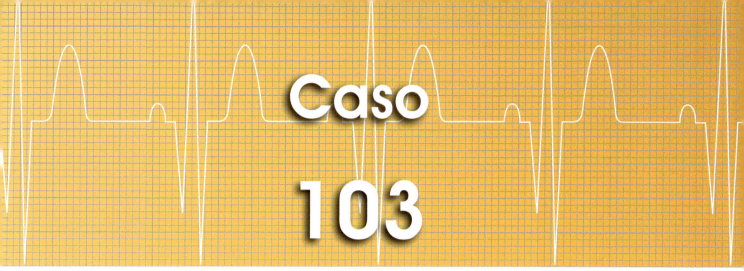

Caso 103

Julia Mourilhe
Thiago Burgarelli

Paciente feminina, 68 anos, hipertensa, diabética, com infarto do miocárdio há 10 anos. Foi em consulta de rotina na sua cardiologista com queixa de falta de ar. Realizou estratificação não invasiva para isquemia miocárdica recente sem demonstração de isquemia residual.

É portadora de cardiopatia dilatada de origem isquêmica, com fração de ejeção reduzida, em classe funcional 2 da New York Heart Association (NYHA).

Ao exame físico, bom estado geral sem congestão sistêmica e sem sinais de baixo débito.

PA: 116/68 mmHg FC: 63 bpm

Em uso de losartana 100 mg/dia, carvedilol 25 mg/dia, espironolactona 25 mg/dia, furosemida 80 mg/dia, hidralazina 75 mg/dia, dinitrato de isossorbida 60 mg/dia, atorvastatina 20 mg/dia, metformina 2 g/dia.

Exames laboratoriais: Hemoglobina glicada: 7,5% / Creatinina: 1,2 mg/dL / Potássio: 4,4 mmol/L / Sódio: 138 mmol/L / Hemoglobina: 13,4 g/dL. Lipidograma e hepatograma sem alterações significativas.

Radiografia de tórax: aumento da área cardíaca; sinais de aumento de átrio esquerdo; sinais de hipertensão arterial pulmonar; congestão venocapilar pulmonar; sem derrame pleural.

Eletrocardiograma em ritmo sinusal, área inativa anterior e inferior; inversão de onda T em parede lateral alta. Bloqueio do ramo esquerdo com QRS de 130 ms.

Ecocardiograma transtorácico: diâmetro diastólico do ventrículo esquerdo: 68 mm/Átrio esquerdo: 42 mm/Fração de ejeção do ventrículo esquerdo (Simpson): 28%. Insuficiência mitral moderada. Acinesia de paredes anterior, ântero-lateral e apical; restante com hipocinesia difusa.

Comentário

Foi trocado losartana por sacubitril-valsartana na dose de 100 mg 2× ao dia e iniciado dapagliflozina 10 mg 1× ao dia. Após 10 dias foi reavaliada, e a paciente mantinha-se em classe funcional 2 da NYHA mas mantendo-se sem sinais clínicos de congestão e/ou baixo débito. Foi, então, aumentada a dose do sacubitril-valsartana para 200 mg 2× ao dia e suspenso hidralazina e nitrato. Após isso houve melhora clínica, mantendo-se em classe funcional I da NYHA.

Referência

McMurray JJV, Packer M, Desai AS, et al., PARADIGM-HF Investigators and Committees. Angiotensin-neprilysin inhibition versus enalapril in heart failure. N Engl J Med 2014;371:993–1004.

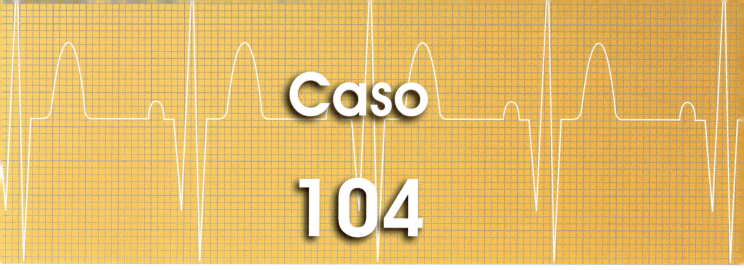

Caso 104

Julia Mourilhe
Thiago Burgarelli

Paciente 78 anos, masculino, portador de cardiomiopatia dilatada de origem isquêmica, interna com quadro de dispneia aos mínimos esforços, associado a ortopneia e tosse produtiva. Vem em uso de terapia medicamentosa otimizada para insuficiência cardíaca e com acompanhamento ambulatorial regular. Havia sido internado há quatro meses por insuficiência cardíaca descompensada onde foi feita estratificação para doença isquêmica e não foi evidenciado isquemia em atividade, sendo ajustada as doses de betabloqueador e inibidor de enzima conversora de angiotensina.

Ao exame físico, o paciente encontrava-se com leve taquipneia, sem turgência jugular patológica, com ritmo cardíaco regular, com sopro sistólico 2+/6+ em foco mitral, com ausculta pulmonar reduzida em bases com estertores nas bases, edema membros inferiores bilateral até joelho. Não apresentava sinais de baixo débito.

Os exames complementares não demonstraram infecção em atividade.

Exames laboratoriais: hemoglobina 10,7 mg/dL, creatinina 2,0 mg/dL; ureia 78 mg/dL, potássio 4,9 mmol/L, sódio 132 mmol/L.

Ecocardiograma transtorácico com dilatação de cavidades esquerdas, disfunção sistólica moderada do ventrículo esquerdo, acinesia apical, E/E' aumentada, pressão de artéria pulmonar 52 mmHg e fração de ejeção do ventrículo esquerdo pelo método de Simpson de 35%.

Comentário

Foi iniciada furosemida intravenosa, mantido betabloqueador e vasodilatador de uso habitual. Ele apresentou boa resposta inicial, mantendo-se em classe funcional 2 da NYHA. Após quadro de compensação, foi dosado cinética de ferro onde foi demonstrado níveis de saturação de transferrina 9% e ferritina 66. Feito carboximaltose férrica 1.500 mg intravenosa antes da alta hospitalar. Recebe alta com as medicações usuais e com orientação de iniciar programa de reabilitação cardíaca. Foi reavaliado após 15 dias e o paciente apresentava melhora da classe funcional da NYHA.

Referência

Ponikowski P, Kirwan BA, Anker SD, Dorobantu M, Drozdz J, Fabien V, et al. Rationale and design of the AFFIRM-AHF trial: a randomised, double-blind, placebo-controlled trial comparing the effect of intravenous ferric carboxymaltose on hospitalisations and mortality in iron-deficient patients admitted for acute heart failure. Eur J Heart Fail. 2019 Dec;21(12):1651-1658. doi: 10.1002/ejhf.1710. Epub 2019 Dec 28. PMID: 31883356.

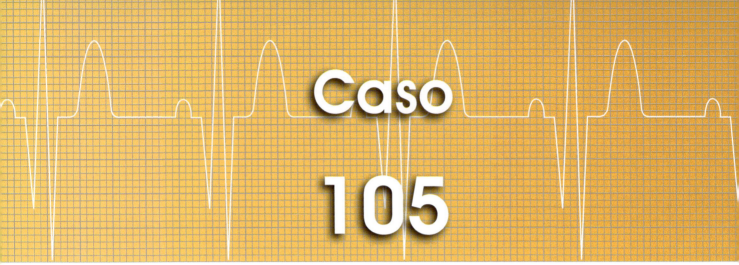

Caso 105

Julia Mourilhe
Thiago Burgarelli

Paciente masculino, 66 anos, branco, natural do Amazonas, reside no Rio de Janeiro há mais de 35 anos. Procura unidade hospitalar com queixa de cansaço, no momento, aos pequenos esforços (classe funcional 3 da NYHA). Tem história prévia de *diabetes melitus* tipo 2, infarto do miocárdio em 1984 e 1988, cirurgia de revascularização miocárdica e aneurismectomia em 1989. Ex-tabagista (parou há mais de 30 anos).

Atualmente está em uso regular de: mononitrato de isossorbida 80 mg/dia, enalapril 10 mg/dia, amiodarona 200 mg/dia, furosemida 120 mg/dia, digoxina 0,125 mg/dia, carvedilol 12,5 mg/dia, glibenclamida 10 mg/dia.

Ao exame físico, hipocorado +/4+, hidratado, presença de turgência jugular patológica. FC: 90 bpm; PA: 90 × 60 mmHg.

Ausculta pulmonar com murmúrio reduzido em bases com estertores nos 2/3 inferiores bilateralmente.

Ritmo cardíaco regular com presença de B3, sopro sistólico 2+/6+ em foco mitral.

Sinais de hepatomegalia e ascite.

Edema 3+/4+ em membros inferiores.

Eletrocardiograma em ritmo sinusal, bloqueio divisional anterossuperior e bloqueio incompleto de ramo direito.

Radiografia de tórax: aumento da área cardíaca, derrame pleural direita, sinais de congestão pulmonar, sinais de hipertensão arterial pulmonar.

Ecocardiograma transtorácico: diâmetro diastólico do ventrículo esquerdo: 63 mm; diâmetro sistólico ventrículo esquerdo: 55 mm; átrio esquerdo: 55 mm; fração de ejeção (Simpson) 26%; importante aumento do átrio esquerdo, disfunção sistólica grave do ventrículo esquerdo, acinesia ântero-septal e inferior, hipocinesia de parede anterior.

Exames laboratoriais: hemoglobina 10,6 mg/dL; ureia 55 mg/dL; creatinina 1,4 mg/dL; sódio 133 mmol/L; potássio 4,4 mmol/L.

Comentário

O paciente evoluiu com fibrilação atrial de resposta ventricular controlada. Foi, então, iniciada amiodarona venosa com reversão rápida para ritmo sinusal. Associado nitroglicerina à terapia com diurético venosas e mantido betabloqueador na metade da dose de uso habitual, permanecendo com essa terapia por 48 horas. Após a melhora de volemia foi aumentada dose do carvedilol para 25 mg/dia, e introduzido espironolactona 25mg/dia e aspirina 100 mg/dia.

A pressão arterial ficou 94 × 58 mmHg e a frequência cardíaca de 96 bpm. Progredimos a dose do betabloqueador após 7 dias, monitorando a pressão arterial, diurese e as escórias nitrogenadas. A partir da segunda semana conseguimos reiniciar o enalapril.

Recebeu alta hospitalar em uso de carvedilol 50 mg/dia, enalapril 10 mg/dia, furosemida 60 mg/dia, espironolactona 25 mg/dia, empagliflozina 25 mg/dia e aspirina 100 mg/dia. Ao exame clínico apresentava-se sem congestão, com pressão arterial de 110 × 68 mmHg, frequência cardíaca de 64 bpm, e em classe funcional 1 da NYHA, recebendo orientação de iniciar programa de reabilitação cardíaca.

Referência

Packer M, Bristow MR, Cohn JN, Colucci WS, Fowler MB, Gilbert EM, Shusterman NH. The effect of carvedilol on morbidity and mortality in patients with chronic heart failure. U.S. Carvedilol Heart Failure Study Group. N Engl J Med. 1996 May 23;334(21):1349-55. doi: 10.1056/NEJM199605233342101. PMID: 8614419.

Caso 106

Julia Mourilhe
Thiago Burgarelli

Paciente feminina, branca, 70 anos, hipertensa, diabética tipo 2, dislipidêmica, procura o ambulatório do seu cardiologista com quadro de dispneia aos médios esforços, ortopneia e dispneia paroxística noturna. Ao ser avaliada pelo médico, observa-se, ao exame físico, presença de turgência jugular e B3; demais sistemas sem alterações significativas. PA = 155 × 90 mmHg e FC = 90 bpm.

Está em uso de valsartana 160 mg/dia, hidroclorotiazida 25 mg/dia, metformina 1 g/dia e atorvastatina 40 mg/dia.

Exames laboratoriais: Hemoglobina 13,8 g/dL; triglicerídeos 151 mg/dL; colesterol total 158 mg/dL; LDL 100 mg/dL; creatinina 0,5 mg/dL; ureia 30 mg/dL; HbA1C 9,0%; NTpro-BNP 1.100 pg/mL.

Eletrocardiograma: ritmo sinusal, PR 120ms, eixo normal, QRS estreito, sem alteração na repolarização.

Ecocardiograma transtorácico: diâmetro sistólico do ventrículo esquerdo: 45 mm/ diâmetro diastólico do ventrículo esquerdo: 55 mm/fração de ejeção do ventrículo esquerdo: 80% (Simpson)/diâmetro indexado do átrio esquerdo: 40 mL/m²/relação septo/parede posterior; 13 mm/relação E/E' aumentada/ PSAP: 40 mmHg; ventrículo direito normal, contratilidade global e segmentar do ventrículo esquerdo preservadas, disfunção diastólica tipo II.

Comentário

Trata-se de uma paciente portadora de insuficiência cardíaca de fração de ejeção preservada, sem controle adequado das comorbidades. Foi feita descongestão rápida com furosemida intravenosa e ajuste de vasodilatadores, com melhora clínica.

Paciente recebeu alta hospitalar em classe funcional II por NYHA. Em uso de valsartana 320 mg/dia, succinato de metoprolol 50 mg/dia, hidroclorotiazida 25 mg/dia, metformina 2 g/dia, empaglifozina 10 mg/dL e atorvastatina 40 mg/dia.

Após 15 dias de sua alta hospitalar, em reavaliação ambulatorial, a paciente encontra-se em classe funcional 1 da NYHA, sem sinais de congestão pulmonar e/ou sistêmica. PA 125 × 70 mmHg; FC 70 bpm. Orientada a iniciar reabilitação cardíaca e mantido medicações da alta hospitalar.

Referência

Anker SD, Butler J, Filippatos G, Ferreira JP, Bocchi E, Böhm M, et al EMPEROR-Preserved Trial Investigators. Empagliflozin in Heart Failure with a Preserved Ejection Fraction. N Engl J Med. 2021 Oct 14;385(16):1451-1461. doi: 10.1056/NEJMoa2107038. Epub 2021 Aug 27. PMID: 34449189.